DES

GRANULATIONS ET DES ULCÉRATIONS

DU COL DE L'UTÉRUS.

DES
GRANULATIONS ET DES ULCÉRATIONS

DU COL DE L'UTÉRUS,

ET DE LEUR TRAITEMENT,

PAR

Gaston DUMONT,

DOCTEUR EN MÉDECINE DE LA FACULTÉ DE PARIS, MÉDECIN-ADJOINT DE L'HOSPICE ROYAL DES QUINZE-VINGTS, INSPECTEUR DES EAUX MINÉRALES DE VALS, MEMBRE DE LA SOCIÉTÉ ANATOMIQUE.

PARIS,

Imprimerie VINCHON, rue J.-J. Rousseau, n° 8.

1847.

GRANULATIONS ET DES ULCÉRATIONS

DU COL DE L'UTÉRUS.

De toutes les maladies dont l'utérus puisse être le siège, il n'en est point de plus fréquentes que les ulcérations ; et cependant ces affections, parmi lesquelles, suivant l'usage, je comprends les granulations, n'ont été réellement observées que dans ces dernières années. Quelques anciens auteurs, Aétius (1), Paul d'Egine (2), Ródericus à Castro (3),

(1) Aétius, *Aetio et Amideni quem alii Antiochenum vocant libri*, cap. 100 ; Basileæ, 1535.

(2) Paul d'Egine, *Totius rei medicinæ lib. 6, edento Cernario* ; Basileæ, 1556.

(3) Rodericus à Castro, *De universa mulieb. morb. medicina ;* 1604.

1

Arélée (1) et d'autres après eux ont, il est vrai, traité des ulcères cancéreux de la matrice, mais quant aux autres espèces d'ulcérations il n'en est point question dans leurs écrits; et ce n'est qu'à partir du moment où M. Récamier (2) eut renouvelé et popularisé l'emploi du spéculum, que les médecins de notre époque ont étudié sérieusement ces affections et les ont décrites avec soin. — Nous devons citer avec éloge, parmi les travaux les plus remarquables sur ce sujet, les ouvrages de MM. Récamier, Lisfranc, Pauly, Blatin et Nivet, Duparcque, Vidal de Cassis, et surtout quelques savantes leçons de M. Chomel et de M. Velpeau.

Mais s'il appartient à notre époque d'avoir signalé avec précision les affections du col utérin, méconnues par nos devanciers, n'est-il pas à craindre que nous ne tombions dans un excès opposé, et que, par un entraînement bien naturel, les chirurgiens modernes ne s'exagèrent la fréquence et les dangers de quelques unes d'entre elles? Ces réflexions nous sont suggérées par l'étude attentive des faits qu'il nous a été donné d'observer, soit en ville, soit dans les hôpitaux, et par la lecture des divers ouvrages sur la matière publiés dans ces dernières années.

Quelques auteurs, en effet, trop imbus de leur sujet, divisent et subdivisent à l'infini, et semblent se complaire dans la multiplication des genres et

(1) Arélée, *De signis et causis morborum*, cap. 11, p. 83 et 84; Auxoniæ, 1723.

(2) Récamier, *Recherches sur le traitement du cancer*; Paris, 1829.

des espèces de maladies ; en sorte que, sous le prétexte d'être complets, ils deviennent obscurs et négligent les faits capitaux, absorbés qu'ils sont dans les détails. C'est ainsi, pour n'en citer qu'un exemple, que MM. Blatin et Nivet (1), à l'instar de M. Duparcque (2), admettent neuf espèces d'ulcérations utérines :

1° Ulcérations simples superficielles ;
2°   »   »   profondes ;
3°   »   blennorrhagiques ;
4°   »   syphilitiques ;
5°   »   dartreuses ;
6°   »   scrofuleuses ;
7°   »   hémorrhoïdales et arthritiques ;
8°   »   scorbutiques ;
9°   »   cancéreuses.

N'est-il pas évident qu'ils ont voulu transporter au col de l'utérus les notions pathologiques générales des ulcères ? Et il en résulte une grande confusion. Ouvrez, en effet, le livre d'ailleurs estimable que nous venons de citer, et vous verrez combien les auteurs se torturent pour trouver le diagnostic différentiel des diverses espèces d'ulcérations. En définitive, ils terminent toujours par cette considération que, dans les cas douteux (et ils sont nombreux), il faut avoir recours aux antécédents ; or, on sait, en médecine et en chirurgie, quelle croyance on doit accorder au dire des malades.

Je n'ai jamais bien compris les avantages de ces

(1) Blatin et Nivet, *Traité des maladies des femmes qui déterminent des flueurs blanches, des leucorrhées ou tout autre écoulement vaginal*; Paris, 1842.

(2) Duparcque, *Maladies de la matrice*; Paris, 1839.

divisions et subdivisions à l'infini, et qui ne sont point le résultat d'une observation exacte et irréfutable. Or, dans les neuf espèces d'ulcérations que nous venons de citer, quatre au moins sont niées ou mises en doute par les auteurs, et pour notre part, nous n'avons jamais eu occasion de les rencontrer. Nous avons donc conçu ce travail d'une manière bien différente, et voulant à la fois être vrai et simplifier autant que possible, nous adopterons l'ordre suivant.

Les affections connues sous le nom d'ulcérations du col de la matrice, se divisent tout naturellement en deux grandes classes, eu égard aux causes qui les produisent :

1.° Les ulcérations dont la cause ne réside point dans une maladie générale de l'organisme, mais qui dépendent d'une modification, soit actuelle, soit ancienne, du tissu sur lequel elles reposent : en d'autres termes, ulcérations non spécifiques, ou encore granulations ;

2° Les ulcérations qui reconnaissent pour cause une maladie générale de l'organisme, dont la manifestation peut se montrer tôt ou tard partout ailleurs qu'à l'utérus, telle que le cancer, la syphilis ou les tubercules, ou ulcérations spécifiques.

Mais avant d'entrer plus spécialement dans l'étude de chacun de ces deux grands ordres, il est utile de jeter un coup d'œil rapide sur la position et la structure de l'utérus et de ses annexes, dans ce qu'elles peuvent avoir d'intéressant par rapport à la question qui nous occupe.

Considérations anatomiques. — L'utérus, placé entre le rectum et la vessie, se trouve ainsi suspendu entre ces deux réservoirs excrémentitiels seulement et uniquement par les ligaments larges, à la partie antérieure desquels on trouve les ligaments ronds, qui, avec les trompes et les ovaires, forment les annexes de la matrice. Cette disposition permet à cet organe dans l'état de gestation, un déplacement facile, alors qu'il quintuple, qu'il décuple même de volume ; mais aussi elle facilite les déplacements vicieux de ce viscère, quand un engorgement de son propre tissu sollicite continuellement sa déviation en le tiraillant tantôt dans un sens, tantôt dans un autre. Or, la moindre déviation de l'utérus, je dirai même le moindre tiraillement exercé sur les parties environnantes, devra déterminer de la gêne, de la douleur dans l'accomplissement des fonctions urinaires et dans la défécation ; les tractions des ligaments amèneront des douleurs dans les lombes, dans les aines, et dans tout le petit bassin ; enfin la malade ressentira des pesanteurs au périnée, des chaleurs, des douleurs souvent insupportables, par suite de l'afflux plus considérable de sang qu'un tel état de choses ne manquera point d'y attirer.

N'est-il pas évident que tous ces accidents dépendent uniquement de la position de l'utérus et de la faiblesse et de la laxité des moyens de suspension de cet important viscère ? Supposez un moment l'utérus soutenu de toutes parts par un ligament uronaire, comme le foie, par un épli-

ploon solide et de nombreux vaisseaux, comme la
rate, l'estomac, le duodénum, et voyez si ces déplacements seraient possibles? Supposez-le adossé
à deux organes insignifiants dont la pression ne
détermine ni douleur ni gêne dans leurs fonctions,
et dites si ces engorgements, ces déplacements,
ces déviations seraient aussi douloureuses.

Ajoutons à ces différentes causes prédisposantes
de maladies la situation déclive de l'utérus, sa
forme allongée en poire dont le grand diamètre
est parallèle à celui du rectum, de sorte que son
tissu étant très rigide, la moindre déviation dans
le sens antéro-postérieur le fait presser, par un
mouvement de bascule, d'une part sur la vessie,
d'autre part sur l'intestin.

Je ne parle ici que pour mémoire du tiraillement et de l'irritation des nerfs et des annexes de
l'utérus, non que cette irritation ne soit fort importante, mais parce que ce serait anticiper sur
la symptomatologie. Nous voulons seulement rap-
peler ici la possibilité de toutes ces choses, eu
égard à la position et aux rapports de la matrice.

On a prétendu que le col de la matrice était
dépourvu de nerfs : c'est une erreur. Si quelques
anatomistes n'en ont point rencontré, malgré les
recherches les plus minutieuses, on ne devait pas
en conclure si vite qu'il en était privé, et cela
pour deux raisons. D'abord, d'autres anatomistes,
MM. Velpeau, Robert Lee (1), Rendu (2), ont vu

(1) Robert Lee, *Gazette médicale;* 1838.
(2) Alph. Rendu, *Thèse;* 1843.

des nerfs du plexus hypogastrique et sacré se rendre jusqu'au museau de tanche. On peut donc répondre aux premiers qu'en pareille matière mille faits négatifs ne peuvent infirmer un fait positif. Puis le col de l'utérus n'est point insensible, même à l'état normal, quoi qu'on en ait dit dans ces derniers temps (1). Comment dès lors comprendre une manifestation de la sensibilité sans la présence de filets nerveux? Pour nous la question physiologique, ainsi résolue par l'affirmative, suffirait seule pour trancher la question anatomique. Il est vrai, d'ailleurs, que certaines femmes affectées d'ulcération, même légère, du col éprouvent de la douleur alors qu'on se borne à promener la pulpe du doigt sur la surface ulcérée.

Avant la grossesse, la vascularisation de l'utérus est à peine développée; pendant la gestation, au contraire, elle est portée à un très haut degré, et l'utérus conserve encore longtemps après une vascularité plus grande qu'avant la conception. La présence d'un corps étranger, d'un polype par exemple, amène un résultat analogue; cette disposition nous expliquera la fréquence des affections utérines chez les femmes qui ont eu des enfants.

D'autre part, le peu de développement que, hors l'état de gestation, présente le système vasculaire de la matrice, rend compte de la lenteur avec laquelle nous verrons les symptômes se manifester chez les femmes qui n'ont pas conçu.

(1) Jobert de Lamballe, *Mémoire lu à l'Institut;* août 1841.

Ajoutons que le col est pourvu d'une membrane muqueuse dont la démonstration est facile, surtout si on la compare à celle qui tapisse le corps, que sa position déclive favorise la stagnation du sang, et qu'il est plus exposé aux violences extérieures que les autres parties de l'organe. Ces raisons nous expliquent pourquoi les engorgements inflammatoires doivent être plus fréquents au col qu'au corps.

Nous signalerons enfin sous la muqueuse du col une infinité de petits corps granuleux qui ne sont autres que des follicules mucipares, dont l'inflammation, ou mieux l'hypertrophie, devra nous occuper spécialement. Ces follicules, vulgairement désignés sous le nom d'*œufs de Naboth*, ne se rencontrent point, au moins à l'œil nu, dans la cavité utérine ; car au microscope on a découvert des petits corps glanduleux qui prennent un développement considérable dans l'accouchement, et, selon quelques auteurs (Weber et Coste), sont alors contenus dans l'épaisseur de la membrane caduque ; nous voulons parler des glandes utriculaires.

CHAPITRE I⁰ʳ.

DES ULCÉRATIONS NON SPÉCIFIQUES

OU GRANULATIONS.

Considérations générales. — Si on lit attentivement les ouvrages des auteurs sur ce sujet, on voit
que la plupart admettent des exulcérations, des
ulcérations granulées et des ulcères bénins ; c'est
la marche suivie par MM. Duparcque (1), Blatin
et Nivet (2), etc., et pour ces pathologistes il y a
toujours ulcération.

D'autres, au contraire, M. Velpeau (3), M. Chomel (4), entre autres, parlent à peine d'ulcérations et semblent ne voir que des granulations.

Ces deux affections ne sont pourtant pas identi-
ques, mais existant presque toujours simultané-
ment, chacun choisit le nom qui lui semble le plus
convenable. La marche que suit la maladie explique
suffisamment cette divergence d'opinions qui existe
dans les mots bien plus que dans les idées.

(1) Duparcque, *Loco cit.*
(2) Blatin et Nivet, *Loco cit.*
(3) Velpeau, *Leçons cliniques de la Charité, Gazette des hôpitaux ;* décembre 1841, janvier et février 1842.
(4) Chomel, *Leçons cliniques faites à l'Hôtel-Dieu dans ces
dernières années.*

En effet, si les granulations peuvent existor seules en dehors de toute ulcération, ainsi que nous le démontrerons, on observe dans la plupart des cas que l'épithélium est en même temps érodé ou détruit; peu importe d'ailleurs pour le moment de savoir si cette lésion de l'épithélium a précédé ou suivi l'apparition de ces granulations. Plus tard, il n'y a plus seulement ulcération de l'épithélium, mais aussi ulcération des granulations, et quelquefois des intervalles qui les séparent, tellement même que les granulations peuvent avoir complètement disparu, et qu'il ne subsiste plus qu'une ulcération.

Il suit de là que certains auteurs, attachant une grande importance à cette lésion de l'épithélium qui est si fréquente, ont dû toujours observer des ulcérations; que d'autres, au contraire, voyant avec raison la maladie principale et sans doute son point de départ dans les granulations, croient devoir donner cette dénomination, alors même qu'il y a ulcération bien évidente.

Si à cela on ajoute que les ulcérations non spécifiques du col utérin, et qui n'ont point été précédées ou accompagnées de granulations, sont au moins très rares, on verra, en effet, que ce dernier nom devrait prévaloir sur celui d'ulcération.

Du reste, je n'attache point d'importance à employer tel ou tel nom toujours plus ou moins incorrect, je tenais à expliquer par la marche même de la maladie la divergence apparente dans les opinions des auteurs, et à justifier du même coup, en faisant voir l'intime relation qui existe èntre ces deux états pathologiques, l'ordre que je crois devoir adopter.

J'établirai deux degrés dans l'étude de l'affection qui nous occupe : le premier comprendra les granulations, qu'il y ait ou non lésion de l'épithélium ;

Ces mêmes granulations passées à l'état évident d'ulcération, toujours compliquées d'engorgement du col ou même du corps de la matrice, et les cas rares d'ulcérations bénignes qui ne reconnaîtraient point cette origine, constitueront le deuxième degré; et, à cette occasion, j'aurai à parler des diverses formes que peut revêtir la maladie, suivant son ancienneté et suivant les circonstances ou les tempéraments.

On me reprochera peut-être d'omettre dans ce plan les exulcérations : sous ce nom les auteurs ont désigné des ulcérations extrêmement superficielles qui semblent résulter de la destruction de l'épithélium. Oui, sans doute, ces rougeurs existent souvent chez les femmes atteintes de catarrhe utérin, qui ont des flueurs blanches abondantes ou âcres, ou encore après un coït quelque peu impur ; mais cet état constitue, à mon sens, bien plutôt une érythème qu'une ulcération, et ne mérite point que l'on en fasse un cadre à part. Il en sera d'ailleurs question en parlant des granulations qui en sont si souvent accompagnées, qui parfois même doivent en être précédées.

On le voit donc, contrairement à l'opinion des auteurs, qui admettent trois ou quatre affections différentes, il n'y a pour nous qu'une maladie

pouvant présenter diverses phases, et c'est pour
cela que nous admettons deux degrés. Peu m'importe d'ailleurs qu'on l'appelle ulcération ou gra-
nulation : j'ai déjà dit pourquoi je préférais ce
dernier mot, qui aurait, en outre, l'avantage
d'empêcher qu'on trompât le public. Car chacun
sait que le nom d'ulcération de matrice est pour
les gens du monde synonyme d'ulcère ou de cancer, et entraîne avec lui l'idée d'une mort inévi-
table ; et des praticiens peu consciencieux ont parfois tiré de cette erreur un parti blâmable. Mais, du
reste, je ne craindrai pas non plus de me servir
quelquefois du nom d'ulcération qui, adopté par
l'usage, pourra également bien rendre ma pensée.

Causes. — On peut ici invoquer, comme dans
presque toutes les maladies, des causes prédisposantes et des causes efficientes. En effet, supposez
l'abus du coït chez une jeune fille dont l'utérus
ne présente qu'une vascularité insignifiante, et
voyez si cette cause agira pour la production d'une
ulcération avec autant d'efficacité que sur le col
d'une femme ayant eu beaucoup d'enfants ou des
avortements nombreux, qui ont, non seulement
vascularisé le tissu utérin, mais encore ont, en relâ-
chant les ligaments larges, laissé l'utérus s'abaisser
vers la vulve. Aussi regardons-nous les accouchements antécédents et les avortements comme une
des causes prédisposantes les plus marquées, et
c'est même, le plus souvent, quelques mois après
les couches que se manifestent les granulations.

La menstruation, en appelant sur l'utérus une

fluxion sanguine mensuelle, nous semble aussi avoir une très grande influence, surtout si, à l'époque des règles, une des causes dont nous allons bientôt nous occuper vient à agir. Mais il ne suffit pas de mentionner ces causes comme prédisposant l'utérus aux ulcérations, il faut montrer comment elles agissent.

Presque toutes les femmes, après un accouchement ou un avortement, conservent des douleurs plus ou moins vives, et un écoulement catarrhal plus ou moins abondant pendant les six semaines qui suivent la parturition. Or, cet écoulement, chez beaucoup d'entre elles, se continue bien au-delà du temps que nous venons d'indiquer, de sorte que l'utérus finit par s'y accoutumer, et cet état fluxionnaire entretenu par l'écoulement catarrhal devient pour lui son état en quelque sorte normal; et il arrive alors que ce flux leucorrhéique qui passe sur les lèvres du col les entretient dans un état d'irritation permanent, de la même manière que, dans le coryza, le flux nasal en passant sur la lèvre supérieure, l'irrite, l'enflamme et l'excorie. On comprend dès lors combien les granulations doivent être faciles à s'établir sur des parties ainsi engorgées et irritées ; et si l'étiologie que nous donnons ici est exacte, c'est surtout sur la lèvre postérieure que l'on devra observer les granulations. Eh bien ! nous verrons que c'est en effet celle qui est de beaucoup la plus souvent affectée (1).

____

(1) Gosselin, *Archives générales de médecine ;* juin 1843.

Quant à la menstruation, son mode d'agir est encore plus facile à comprendre que celui de la grossesse et de l'avortement. En effet, il est bien peu de femmes qui, à la suite de leurs règles, n'ont pas de flueurs blanches qui persistent pendant quatre à cinq jours, et qui quelquefois même durent pendant tout l'intervalle qui s'écoule entre deux époques menstruelles; chez quelques unes, les flueurs blanches paraissent quelques jours avant et persistent seulement quelques jours après la ménorrhagie. Or, cet écoulement annonce évidemment que la surface interne de l'utérus est congestionnée, et qu'elle se trouve momentanément dans un état pathologique. Supposons alors, ce qui arrive fréquemment, que, sous l'influence d'une cause morale ou physique quelconque, le flux menstruel soit subitement arrêté, voilà l'utérus congestionné pendant un temps plus ou moins long, mais qui ordinairement dure jusqu'au retour le plus prochain des règles. Dès lors le catarrhe utérin s'établit, l'utérus et surtout son col s'engorgent; et l'on comprend de suite l'influence qu'un pareil état de choses doit avoir sur la production des granulations.

Après avoir montré le mode d'agir de ces causes prédisposantes qui, ainsi qu'on le pense, peuvent devenir efficientes dans certains cas, examinons l'action des autres causes.

Et d'abord, il faut citer le coït et surtout l'abus du coït, et cette cause ne peut être mise en doute, puisqu'on observe plus fréquemment les granulations chez les filles publiques que chez les autres femmes; il est vrai toutefois qu'on l'a aussi rencontrée chez des vierges; mais il faut bien comprendre que l'action du coït n'est pas purement mécanique. En effet, les jeunes femmes chez lesquelles ces fonctions nouvelles s'établissent pour la première fois, sont en proie à un éréthisme nerveux qui attire sur l'utérus une fluxion sanguine plus considérable, et dont l'influence sur la production des granulations ne peut être mise en doute.

Toutefois, nous dirons que chez les femmes dont l'utérus est abaissé, ou dont le vagin est naturellement court, le frottement du pénis contre le col peut mécaniquement déterminer l'ulcération de ce dernier. Aussi en est-il quelques unes qui se plaignent d'avoir la matrice comme refoulée pendant le coït, et qui accusent de vives douleurs dans le côté ou les aines pendant l'accomplissement des fonctions génératrices.

On a encore donné comme causes déterminantes des ulcères du col le frottement des lèvres engorgées contre le rectum ou la vessie. Le frottement contre le rectum pourrait, à la rigueur, se comprendre, surtout lorsque cet organe est rempli de matières fécales très dures, comme il arrive si souvent aux femmes affectées d'engorgements utérins, qui sont presque constamment constipées; mais le frottement des lèvres contre la vessie ne saurait être un seul instant admis.

M. Chomel(1) a remarqué que les granulations

____

(1) Henri Gueneau de Mussy, *Case of granulations of the neck of the uterus, by Henry Gueneau de Mussy; the Dublin hospital gazette; march.* 1845.

du col utérin se manifestent souvent sous l'influence d'une disposition herpétique. Nous ne savons pas sur quel nombre de faits le savant professeur a basé son opinion ; nous avons nous-même fait tout récemment quelques recherches à cet égard ; et, si plusieurs fois nous avons rencontré des granulations chez des femmes sujettes à des maladies de peau, nous ne l'avons point observé assez souvent pour y voir autre chose qu'une simple coïncidence ; aussi restons-nous dans le doute à cet égard.

Ajoutons à toutes ces causes directes ou indirectes des granulations, certains tempéraments, tels que les tempéraments pléthoriques ou lymphatiques, qui prédisposent aux engorgements aigus ou chroniques ; certaines professions, telles que celles qui exigent une assiduité continuelle dans la position assise, l'usage des chaufferettes qui attirent le sang au périnée, l'usage des bains de pieds, des purgatifs drastiques, etc., etc.

On a remarqué que les ulcérations du col étaient beaucoup plus fréquentes chez les femmes qui habitent les grandes villes, et en particulier chez celles qui appartiennent à une certaine classe de la société, tandis que chez les femmes de la campagne elles étaient beaucoup plus rares. Nous n'avons pas besoin de faire comprendre que les émotions morales, l'habitude des plaisirs et des excès qu'ils entraînent, doivent amener des troubles fréquents dans la menstruation, et que c'est là certainement une des raisons qui, chez les femmes du monde, rendent ces affections si fréquentes.

Premier degré. — Granulations.

Lésions anatomiques. — Cette affection a été
désignée par différents auteurs, MM. Gibert (1),
Duparcque (2), Blatin et Nivet (3), etc., sous le
nom d'*érosion granulée du col, d'uluscule granulé*, etc., et pour ces auteurs, la maladie principale et constante est l'ulcération, et les granulations sont produites par des bourgeons charnus
à la surface de l'ulcère. Mais puisque dans certains cas, ni les granulations, ni les intervalles qui
les séparent ne sont ulcérés, il faut bien chercher
ailleurs la cause de ces petites élévations, et on la
trouve dans l'hypertrophie des follicules muqueux.
Cette opinion se trouve, du reste, démontrée jusqu'à l'évidence, par l'observation que je fis il y a
deux ans, avec mon ami M. Richet, chirurgien des
hôpitaux, et que je crois devoir relater en entier.

Il s'agit d'une femme de trente-huit ans environ,
qui paraissait d'une constitution chétive. L'utérus, qui avait le double de son volume normal,
présentait une tuméfaction notable, surtout dans
son col; il occupait d'ailleurs, sans grande déviation, soit en avant, soit en arrière, sa situation
ordinaire; son tissu était mollasse et gardait l'impression du doigt lorsqu'on l'avait tenu appliqué

(1) Gibert, *Remarques sur les ulcérations du col de l'utérus, et
sur l'abus du spéculum dans le traitement de cette maladie;* Paris, 1837.
(2) Duparcque, *Loco cit.*
(3) Blatin et Nivet, *Loco cit.*

pendant quelques secondes; les lèvres du museau de tanche étaient inégales, l'antérieure beaucoup plus développée que la postérieure sur laquelle elle proéminait; toutes les deux présentaient, dans la portion qui avoisine l'ouverture du col, de petites élévations semées çà et là, de la grosseur d'un grain de millet, les unes transparentes et contenant un liquide visqueux et glutineux, les autres opaques et contenant un liquide trouble et même purulent. Les intervalles qui les séparaient et qui étaient constitués par le tissu du col, ne présentaient aucune trace d'ulcération; la muqueuse y était même facile à démontrer. Ces granulations, qu'il fallait ébarber avec la pointe d'une épingle pour en faire sortir le liquide, se continuaient ou pour mieux dire ne semblaient être que la portion la plus avancée d'une affection qui remontait dans la cavité du col. En effet, une fois le col ouvert, on voyait distinctement des granulations nombreuses, semblables aux premières, qui tapissaient l'intérieur du col. Entre elles on apercevait la muqueuse visiblement injectée; de sorte qu'en pressant sur le corps de l'utérus on pouvait voir se dessiner un très beau réseau vasculaire arrivant jusque sur le bord des lèvres du museau de tanche; quelques gouttes même suintaient à la surface, surtout lorsque avec l'ongle on avait enlevé l'épithélium.

La cavité utérine était rougeâtre, mais sans arborescence à sa surface; on pouvait râcler avec le dos du scalpel une couche abondante de mucosités lie de vin; mais il était impossible de reconnaître des granulations analogues à celles du col. Le corps de l'utérus et le col coupés par tranches présentaient moins de densité que dans l'état ordinaire, mais beaucoup plus qu'après l'accouchement; il était aussi plus vasculaire qu'à l'état normal, car on pouvait, sur la tranche de la coupe, faire sourdre de nombreuses gouttelettes de sang. Les ovaires ne présentaient aucune augmentation de volume ni altération dans leur tissu.

Il est impossible de nier ici la présence de granulations sans ulcération, et il est de toute évidence qu'elles n'étaient autre chose que les follicules mucipares hypertrophiés et distendus par une abondante sécrétion qui, encore à l'état muqueux dans quelques uns, avait dans d'autres passé à l'état purulent; et toutes les autres observations que j'ai faites à cet égard confirment cette opinion.

Quant à l'état de la muqueuse, une autre fois encore elle m'a paru intacte, mais les granulations, je dois le dire, étaient à leur début; six autres fois, au contraire, l'épithélium était détruit, quoique dans un de ces cas les granulations ne fissent que commencer.

Aussi suis-je porté à croire que si la muqueuse est quelquefois saine, le plus souvent l'épithélium n'existe plus, et la couche papillaire est à nu; et cet état peut même parfois précéder l'apparition des granulations.

Dans l'observation qui précède, nous avons vu que la muqueuse du col était visiblement injectée et que celle du corps était rouge, tandis que le corps et le col étaient tuméfiés et vascularisés ; et si durant la vie, chez cette femme, on eût porté le spéculum, on aurait découvert les granulations avec les caractères extérieurs que nous leur avons assignés, et le toucher eût fait reconnaître une tuméfaction du col et même du corps. Mais supposons qu'on ait négligé ce dernier moyen, on n'aurait constaté que les granulations du museau de tanche, et l'affection eût été regardée comme très légère : or, nous voyons que précisément en raison de cette tuméfaction de tout l'organe gestateur, la maladie était devenue très grave. Aussi pensons-nous que dans certains cas (et c'était à cette proposition que nous voulions en arriver) les granulations ne sont que l'expression d'une maladie plus sérieuse, la métrite, que l'on pourrait désigner alors du nom de *métrite granulée,* qui lui est donné par quelques auteurs (1).

Il serait curieux et intéressant sans aucun doute, au point de vue de la science, de pouvoir connaître si cette métrite concomitante est le résultat de granulations primitivement développées, ou si elle les a produites ; mais en pratique, ce que nous devons constater, c'est que souvent elle existe et qu'il faut la traiter. Ne s'adresser en pareil cas qu'aux granulations extérieures serait une faute grave, et le succès ne couronnerait point toujours un pareil traitement.

Dans les sept observations cadavériques que j'ai

(1) Grisolle, *Traité élémentaire et pratique de pathologie interne,* 1844, Paris.

faites, j'ai rencontré deux fois l'engorgement du corps et du col de la matrice, deux autres fois du col seulement, et dans ces cas, les granulations se continuaient dans la cavité du col. Les autres fois, le col était plus volumineux et le tissu plus vasculaire et plus rouge qu'à l'état normal. Les couches situées au-dessous des granulations n'étaient point plus affectées que les autres points.

M. Velpeau (1) pense cependant que les granulations sont rarement accompagnées d'engorgement bien marqué. Cette complication existe peut-être moins souvent que ne le pourraient faire croire ces quelques observations cadavériques malheureusement trop peu nombreuses; et sur trente-une femmes que j'ai examinées dans ces derniers temps, je ne l'ai rencontrée bien visiblement que deux fois pour le corps et le col, six fois pour le col seulement. Mais je dois dire que presque constamment, sinon toujours, le col est plus volumineux et fait éprouver au toucher une sensation bien différente de celle qu'il donne quand il est sain, ce qui s'explique d'ailleurs par les lésions pathologiques que nous y avons mentionnées.

Il est une complication que M. Velpeau croit bien plus fréquente que les engorgements, qu'il est trop porté à nier : je veux parler des déviations de l'utérus. Ces déplacements sont malheureusement difficiles à constater sur le cadavre, à moins qu'ils ne soient portés à un point extrême, et dans

_____

(1) Velpeau, *Clinique chirurgicale, Gazette des hôpitaux ;* octobre 1846.

les sept cas que nous avons cités, il n'en était point
ainsi ; mais on les observe en effet plus souvent
qu'on ne le croit généralement, et on les prend
parfois pour des engorgements qu'ils peuvent d'ailleurs accompagner. Les déviations du col se rencontrent bien plus fréquemment encore avec les
granulations.

Symptômes. — Les médecins peu habitués au
toucher reconnaissent difficilement cette maladie dès son début sans l'emploi du spéculum ;
c'est là certainement une des raisons qui ont
empéché les chirurgiens des siècles précédents de
la constater ; et pourtant le toucher, en suppo-
sant bien entendu un doigt suffisamment exercé,
les fait mieux reconnaître que le spéculum ; cela
paraît singulier au premier abord, rien n'est plus
vrai cependant. La membrane muqueuse du vagin présente, quand on pousse l'instrument , des
bourrelets qu'on prend pour le col, ou d'autres
fois on voit le col lui-même par une de ses faces
qui peut être saine, tandis que l'autre seule est
malade. Le doigt n'expose point à ces méprises,
et plus commode, il est bien préférable au spéculum qui ne dirige d'ailleurs que le sens de la vue,
qui ne donne que la couleur des granulations.

Quoi qu'il en soit, après avoir constaté avec le
doigt qu'il existe quelques inégalités au col de
l'utérus, nous pensons qu'il est indispensable de
vérifier le diagnostic à l'aide du spéculum. Or,
voici ce que l'on observe : disséminées ou rassem-
blées par plaques, tantôt siégant sur la lèvre postérieure, plus rarement sur l'antérieure, quelque-

fois occupant le centre même de l'orifice du col, dans la cavité duquel elles peuvent se prolonger, on aperçoit de petites élévations en nombre plus ou moins considérable, tantôt éparses, tantôt confluentes et de la grosseur d'un grain de millet, quelquefois même d'un grain de chènevis.

Ces petites élévations ou granulations sont d'un rouge framboisé, et par leur aspect, ressemblent assez bien aux inégalités du fruit auquel je viens de les comparer pour la couleur. Toutefois on en voit qui sont comme transparentes, d'autres plus opaques. Le tissu du col sur lequel elles reposent est beaucoup moins rouge ; souvent même il contraste avec elles par sa pâleur, et, notons bien ceci, par son état lisse, ce qui annonce qu'il n'est point ulcéré.

Pour les bien apercevoir, on est souvent obligé de porter au fond du spéculum un peloton de charpie ou de coton, à l'aide duquel on absterge les mucosités épaisses filantes, quelquefois sanguinolentes, mais bien rarement purulentes, qui les recouvrent.

Si, à l'aide d'une longue pince à polypes dont on introduit les mors entre les lèvres du museau de tanche, il est possible d'examiner la cavité du col, on pourra voir qu'elle est rougeâtre et présente même, dans beaucoup de cas, des granulations en tout semblables à celles qui couvrent les deux lèvres ou seulement l'une d'elles.

Si maintenant on enlève le spéculum et qu'on introduise le doigt dans le vagin, non plus dans le but de reconnaître les granulations, mais bien pour constater l'état du col qui les supporte, on trouve cet organe dur et non gonflé lorsque la maladie est récente, tandis que si l'affection est ancienne, il sera comme œdématié, fongueux, ou bien encore considérablement tuméfié, mais dur et douloureux au toucher. Presque toujours, dans ce dernier cas, le col ainsi tuméfié se dévie, soit du côté du rectum, soit du côté de la vessie, en s'abaissant un peu.

Tels sont les signes que fournit l'exploration à l'aide du toucher et du spéculum. Je vais maintenant décrire les symptômes éprouvés par les malades.

Lorsque les granulations sont simples, c'est-à-dire non compliquées d'engorgement et de tuméfaction du col, ou du corps de l'utérus, ni de déviation de cet organe, se prolongeant d'ailleurs peu dans la cavité du col, elles constituent une maladie fort simple, et qui quelquefois donne à peine lieu à un léger écoulement leucorrhéique; aussi est-ce par hasard que, dans ces cas, on découvre la maladie. Mais peu susceptibles d'une guérison spontanée, tôt ou tard elles déterminent, en s'aggravant, les symptômes suivants : un écoulement plus ou moins abondant, visqueux et de couleur variable ; ainsi, chez quelques femmes, il est transparent et opaque, sans couleur ; chez d'autres, il est jaunâtre ou verdâtre, mais rarement, ou plutôt jamais il ne devient purulent tant que les granulations restent à l'état de granulations, c'est-à-dire ne passent point à l'ulcération.

« Les malades se plaignent d'un sentiment âcre et
mordicant à la vulve, occasionné sans doute par
l'écoulement qui, dans quelques cas, devient d'une
abondance extraordinaire. Elles accusent en outre
des pesanteurs dans le bas-ventre et au périnée;
puis, comme à l'approche des règles, le col se
tuméfie et s'engorge ainsi que l'utérus lui-même;
à cette époque, les douleurs deviennent plus intenses, elles se propagent et s'irradient dans les
organes environnants, et c'est alors qu'on voit
apparaître des constipations opiniâtres. Les femmes
souffrent beaucoup en allant à la garderobe ; les
urines ne s'écoulent que difficilement, elles sont
troubles, et en passant par l'urèthre causent des
cuissons d'autant plus redoutées des malades que
celles-ci sont obligées d'uriner plus souvent. L'u-
térus ainsi gonflé descend dans le vagin et tiraille
les ligaments larges ; les malades accusent de vives
douleurs dans les aines, et, chose remarquable,
c'est tantôt l'une, tantôt l'autre qui est le siège
de la souffrance, rarement les deux à la fois. Elles
ressentent aussi des tiraillements dans les lombes,
quelquefois même des coliques, et il peut se faire
alors que le ventre se ballonne et se gonfle.

Là ne se bornent pas les symptômes occasionnés
par la présence des granulations compliquées
d'engorgement du col et du corps de la matrice.
En effet, ces souffrances continuelles, cet écoulement leucorrhéique abondant, affaiblissent peu à
peu la constitution ; on voit alors les digestions
se déranger, devenir pénibles, difficiles, l'appétit
se perdre, les femmes maigrir, et enfin paraître

tous les phénomènes nerveux qui accompagnent les gastralgies ; des maux de tête violents et insupportables, des névralgies intercostales qui empêchent la libre respiration, puis souvent tous les symptômes de l'hystérie la plus prononcée.

Si l'on n'avait point suivi pas à pas le développement de tout ce cortège de symptômes, si l'on n'avait pas vu des femmes qui les présentaient à un haut degré en guérir, en même temps que par un traitement approprié guérissaient les granulations utérines, on aurait peine à croire qu'une affection si légère en apparence pût occasionner d'aussi graves désordres. Mais, hâtons-nous de le dire, ce n'est que dans les cas compliqués et exceptionnels que les accidents symptômatiques sont poussés aussi loin : la plupart du temps ils se bornent aux phénomènes locaux et à quelques symptômes généraux peu inquiétants.

Plusieurs médecins croient avoir observé que ces granulations utérines peuvent, dans certains cas, empêcher la fécondation. Ainsi M. Chomel (1), ainsi M. Emery, médecin de l'hôpital Saint-Louis, ont vu des jeunes femmes qui, après plusieurs mois de mariage passés sans concevoir, étaient venues les consulter à l'effet de savoir s'il n'y avait aucun remède à apporter à leur stérilité ; et en les examinant on trouvait de légères granulations du col utérin accompagnées de gonflement du col, ce qui expliquait comment, à cause de l'obstruction momentanée des voies utérines, les sperma-

(1) Chomel, *Loco cit.*

tozoaires ne pouvaient aller féconder les ovules,
M. Emery (1) eut même dans un cas la satisfaction
de voir une jeune femme qui avait été longtemps
stérile concevoir sitôt que, par un traitement approprié, il eut fait disparaître l'affection du col
utérin.

Le flux menstruel se trouve aussi quelquefois
dérangé dans son cours par la présence de ces granulations ; mais il n'y a rien de fixe à cet égard,
tantôt il diminue, d'autres fois il augmente.

Deuxième degré. — Granulations ulcérées.

Caractères anatomiques. — Les granulations
ulcérées sont presque constamment sinon toujours
compliquées d'engorgement du col et de déviation
de cette portion de l'utérus, de sorte qu'au toucher on ne trouve d'abord que difficilement l'orifice du col dévié soit en arrière, soit en avant, ou
profondément situé par rapport aux lèvres qui
sont tuméfiées et débordent. On peut, en palpant
attentivement, sentir qu'une partie du col est
rugueuse comparativement au reste qui paraît
lisse ; puis on sent, en déprimant les tissus sur
lesquels repose l'ulcération, qu'ils sont comme
œdématiés et mollasses ; d'autres fois ils sont très
tendus et offrent au toucher une dureté considérable.

Voici maintenant ce qu'on apprend à l'aide du
spéculum : les lèvres du col paraissent enflées et

____

(1) Emery, M. Bennet, *thèse*; Paris, 1844.

tendues par l'abondance du liquide infiltré dans leur tissu. Tantôt occupant les deux lèvres, quelquefois l'antérieure, plus souvent la postérieure, mais tendant toujours à se rapprocher du centre de l'orifice, on voit, après avoir enlevé le mucus filant et verdâtre qui la voilait, une surface rougeâtre et déchiquetée qui souvent saigne au moindre attouchement; presque toujours elle a une forme circulaire ou semi-circulaire; dans ce dernier cas la corde qui sous-tendrait l'arc qu'elle représente serait constituée par la fente du col.

Cette surface déchiquetée est quelquefois d'une couleur grisâtre, et offre de petits mamelons dans les sillons desquels se trouve du pus; de sorte qu'après l'avoir soigneusement abstergée, elle reprend sa couleur rouge vif. Si on examine avec soin ces mamelons, on s'aperçoit qu'ils sont constitués par les granulations dont nous avons précédemment parlé, lesquelles ayant perdu, par suite de l'ulcération qui les a envahies, leur hémisphère antérieure, se présentent à l'observateur sous la forme de cupules purulentes; et on comprend très bien que ces mamelons puissent à la fin disparaître et ne laisser subsister qu'une ulcération; mais ce fait ne change rien à la maladie et mérite seulement d'être signalé.

En résumé donc, les mamelons en question ne sont autres que les follicules mucipares ulcérés après avoir été simplement hypertrophiés. Les tissus voisins, au lieu d'être rosés comme nous les avons vus dans le premier degré, sont en général rougeâtres et évidemment congestionnés; nous ajouterons cependant que l'exubérance des bourgeons charnus peut aussi, surtout après quelques cautérisations, donner à la plaie cet aspect granulé.

Il est rare que l'ulcéré granulé se borne à l'envahissement d'une seule lèvre ou des deux lèvres ; le plus ordinairement on le voit s'insinuer entre les bords qui forment l'ouverture du museau de tanche, et si alors on peut entr'ouvrir la cavité du col on s'aperçoit que cette cavité est le siège d'une lésion en tout semblable à celle qui existe sur les lèvres. Dans quelques cas, peu fréquents il est vrai, on a même vu l'ulcération remonter jusque dans la cavité de l'utérus.

Tel est l'aspect sous lequel se présentent le plus souvent les granulations ulcérées du col utérin ; mais il est d'autres formes qui, pour être plus rares, n'en existent pas moins et doivent être décrites : elles reconnaissent sans contredit les mêmes causes que les premières, cèdent au même traitement et ne diffèrent, sous le rapport de l'aspect, que parce que l'ancienneté de la maladie et les circonstances dans lesquelles elles se sont développées y ont apporté des modifications plus ou moins profondes.

A. Les auteurs ont décrit sous le nom d'*ulcérations fongueuses* celles dans lesquelles le tissu du col, devenu mollasse et comme spongieux, se laisse facilement envahir par l'ulcération, qui alors ne se présente plus seulement avec des granulations à la surface, mais bien avec des fongosités saignant facilement par le contact soit des bords du spéculum, soit du doigt, soit du pinceau de charpie pro-

mené à leur surface; leur aspect est tel que
M. Lisfranc (1) assure que, dans un cas, il eût été
très facile de croire à un cancer ulcéré, assertion
difficile à admettre, surtout de la part d'un praticien aussi distingué. En effet, les tissus sur lesquels repose cette ulcération fongueuse sont mollasses, tandis que ceux qui environnent l'ulcération cancéreuse sont toujours indurés, comme
calleux, etc.

B. L'ulcération variqueuse, tel est le nom que
M. Lisfranc a donné à une variété des ulcérations
utérines, dans lesquelles le système vasculaire du
col semble avoir pris un très grand développement.
Nous n'avons jamais vu de ces ulcérations, mais
nous aurions bien désiré que l'auteur indiquât
s'il était possible de reconnaître ces varices de
l'utérus ; on comprend d'ailleurs qu'il ne doit pas
exister une bien grande différence entre cette ulcération et l'ulcération fongueuse, qui est sans
contredit la variété la plus importante.

C. On a signalé des cas dans lesquels l'ulcération avait envahi les fissures que les femmes qui
ont eu des enfants portent presque constamment
sur la lèvre postérieure du col ; j'ai en effet observé une fois des granulations qui occupaient une
de ces fissures, mais elles ne différaient de celles
que nous avons précédemment étudiées que par la
difficulté qu'elles présentaient pour l'application
des caustiques.

D. Pour terminer, nous dirons enfin, et nous

____

(1) Lisfranc, *Clinique chirurgicale de la Pitié*, t. 3 ; 1841.

insistons sur ce point, que l'aspect des ulcérations peut varier d'un jour à l'autre ; ainsi la sécrétion purulente retenue sur la surface constitue quelquefois comme une pseudo-membrane qui voile l'ulcère ; d'autres, au lieu d'être rouges, sont brunâtres, etc.

Symptômes. — Lorsque les malades viennent consulter le médecin, il y a déjà longtemps en général qu'elles s'aperçoivent qu'elles ont des flueurs blanches. Presque toutes font dater leur maladie d'un avortement, d'un accouchement ou d'une suppression des règles. C'est à partir de ce moment, disent-elles, qu'elles ont eu un écoulement qui, plus intense à certains intervalles, n'a cependant jamais cessé complètement ; puis sont venues des douleurs dans les lombes, des pesanteurs et des chaleurs au périnée et dans le fondement, des difficultés d'uriner, et des élancements dans le pli de l'aine et dans les cuisses. Ces douleurs, qui d'abord ne revenaient que de temps à autre et d'une manière vague, deviennent fixes et ne laissent plus aux malades un seul instant de repos. Les approches conjugales sont alors très pénibles : le flux leucorrhéique change de nature ; il est souvent teint de sang, même dans l'intervalle des menstrues, qui d'ailleurs ne reviennent plus d'une manière régulière ; tantôt, en effet, elles retardent, tantôt elles avancent ; quelquefois plus abondantes, le plus ordinairement elles diminuent.

Si alors on procède à l'examen par le toucher, on reconnaît des inégalités à la surface du museau de tanche, et le col est considérablement tuméfié et plus chaud qu'à l'état normal. Le gonflement inégal des lèvres porte l'antérieure par dessus la postérieure ou réciproquement, de telle sorte qu'elles se superposent, qu'il devient très difficile de trouver le col, et qu'on peut dire alors avec juste raison qu'il y a soit antéflexion, soit rétroflexion.

En pratiquant le toucher par le rectum, on peut sentir une tumeur qui proémine plus ou moins à la paroi antérieure de cet intestin; c'est quelquefois le col, souvent le corps de l'utérus qui, gonflé ou dévié, fait saillie sur le rectum, occasionne ces douleurs du fondement, ces constipations opiniâtres qui tourmentent si fort les malades, et que nous avons déjà signalées.

Les envies fréquentes d'uriner, et les cuissons que les urines font éprouver par leur passage sur la muqueuse uréthrale, ne peuvent s'expliquer que par la pression qu'exerce l'utérus sur la vessie et par la congestion sanguine de tout le petit bassin.

Dans un mémoire inséré dans les *Bulletins de l'Académie de médecine,* M. Mélier (1) a signalé l'engorgement des ovaires comme un des phénomènes fréquents à la suite des ulcérations du col; il a assimilé ce fait à ce que l'on observe dans la blennorrhagie chez l'homme, alors que par continuité de tissu le testicule s'enflamme. Mais nous croyons devoir faire à M. Mélier deux objections capitales : la première, c'est qu'il n'y a pas con-

(1) Mélier, *Mémoires de l'Académie de Médecine,* t. 2.

tinuité de tissu entre la muqueuse utérine et l'ovaire : ils sont séparés par le péritoine, en sorte qu'il n'y a pas lieu à l'analogie; la deuxième, c'est qu'il nous semble, malgré l'affirmation de M. Mélier, bien difficile de s'armer de cet engorgement des ovaires, à cause de leur situation profonde qui les soustrait à l'exploration directe. Les douleurs éprouvées par les femmes dans les flancs ne nous semblent pas très probantes, et peuvent s'expliquer de bien d'autres manières. En résumé, sans repousser complètement cet engorgement des ovaires comme conséquence des ulcérations, nous désirerions qu'il fût prouvé d'une manière plus péremptoire.

Quant aux douleurs des aines, elles s'expliquent parfaitement par le tiraillement des ligaments ronds.

Outre ces symptômes qu'on pourrait appeler locaux, les femmes éprouvent des phénomènes sympathiques du côté des voies gastro-intestinales et du système nerveux; aussi est-ce un dicton populaire que *les flueurs blanches donnent des tiraillements d'estomac.*

Et en effet, le flux leucorrhéique, devenu très abondant, sort par la vulve que souvent il excorie, tache le linge des malades, en vert, en jaune et quelquefois en rouge, et répand souvent une odeur infecte; or, on comprend que l'abondance de cet écoulement, en affaiblissant les malades, puisse déterminer des digestions laborieuses et pénibles, qui, avec le temps, deviennent de véritables gastralgies avec tout le cortège de leurs symptômes. Nous n'insisterons pas davantage sur toutes ces particularités que nous avons déjà exposées, mais qui sont bien plus marquées dans ce deuxième degré.

Diagnostic. — Il résulte évidemment de l'appréciation exacte des symptômes et des caractères anatomiques des granulations. Toutefois, le médecin doit être prévenu que cette affection peut ne s'annoncer que par des accidents très fugaces et très légers, qui souvent même impressionnent à peine les malades. C'est sans doute égarés par des observations de cette nature, que quelques praticiens ont pu regarder les ulcérations du col comme une maladie très peu grave et qui ne réclame point les traitements énergiques qu'on lui oppose habituellement. Il est probable que dans ces cas les granulations n'étaient pas compliquées d'engorgement du col, ni de catarrhe de l'utérus, ni de déviation de cet organe, et qu'elles ne s'étendaient point au-delà du museau de tanche. On comprend alors que le *hasard seul,* selon leurs expressions, les ont amenés à découvrir l'ulcération; mais ce sont là des cas rares.

On peut être quelquefois embarrassé dans le° diagnostic différentiel des diverses espèces d'ulcérations; ainsi, par exemple, il est parfois difficile de dire si l'on a affaire à une ulcération cancéreuse ou à une inflammation simple, surtout si l'on observe que dans quelques cas le col peut présenter des indurations, revêtir un aspect grisâtre et saigner au moindre attouchement. Là, il faut

en convenir, le diagnostic serait très difficile à établir à première vue; aussi faut-il examiner minu-
tieusement la malade à plusieurs reprises, la
toucher par le vagin et le rectum, explorer aussi
l'utérus par l'hypogastre, puis l'interroger soigneusement sur les douleurs qu'elle éprouve et les
commencements de son mal : alors, si malgré les
divers moyens d'investigation il reste encore du
doute, on sera forcé d'avoir recours au traitement
comme moyen de trancher la question. *Naturam
morborum ostendit curatio,* a dit Hippocrate.

Les chancres utérins se reconnaissent en général à l'aspect grisâtre qu'ils présentent malgré
tous les soins que l'on peut prendre à les abster-
ger, à leurs bords taillés à pic et aux symptômes
concomitants ; nous reviendrons du reste, avec
plus de détails, sur les difficultés du diagnostic,
lorsque nous traiterons des ulcérations spécifiques.

Pronostic. — Le pronostic des granulations se
compose de trois éléments : des accidents de leur
période d'état, de leur durée, et enfin de leur
terminaison.

Quant aux accidents réels de la maladie, ils ne
mettent point la vie en danger, c'est un point sur
lequel les auteurs sont unanimes. Mais cependant
ce n'est point toujours une affection aussi légère
qu'on pourrait le croire ; c'est au contraire parfois une affection rebelle, et d'autant plus difficile
à guérir que souvent les femmes ne viennent ré-
clamer les secours de l'art que quand la maladie
a profondément altéré la santé générale, de telle
sorte que les granulations une fois disparues, on

n'a pas tout fait pour la guérison des malades ; aussi les moyens généraux doivent-ils être, dans ce cas, employés concurremment avec le traitement local qui seul ne produirait que peu d'amélioration.

Il est à peine besoin de dire que les granulations simples seront beaucoup moins graves que si elles sont compliquées d'engorgement du col et de catarrhe utérin; mais, parmi ces dernières, celles qui dateront d'une époque plus reculée seront infiniment plus difficiles à guérir que l'ulcération même fongueuse, si cette dernière est récente. En effet, lorsque la maladie, par un séjour prolongé, a déterminé un changement dans la vitalité de l'utérus et de ses annexes, qu'elle a pris (qu'on me passe cette expression) droit de domicile, il devient de la plus grande difficulté, je ne dirai pas de la guérir complètement, mais seulement de la faire rétrograder, d'y apporter de l'amélioration.

La durée des granulations est en général assez longue, de deux à quatre mois, selon M. Gibert; on les voit même parfois résistant aux traitements les plus convenables, durer six mois et davantage; mais c'est que dans ces cas il y a depuis longtemps engorgement marqué et catarrhe de l'utérus. Si, au contraire, les granulations existent seules, le terme de deux mois est déjà trop éloigné, six semaines peuvent très bien suffire.

Cet état granuleux du col peut donc être guéri dans presque tous les cas, et je ne crains point de dire qu'on en obtient la guérison complète dix-neuf fois sur vingt. Quelques auteurs ont pourtant prétendu, et quelques chirurgiens soutiennent encore actuellement, que certaines ulcérations du col, d'abord tout-à-fait simples, peuvent dégénérer en ulcères cancéreux. Il est à peine besoin de réfuter aujourd'hui une erreur qui trouve dans les faits un démenti formel; nous nous bornerons à faire observer que ce qui a trompé ces médecins, c'est la possibilité de voir une personne affectée de métrite granuleuse, être en même temps atteinte de cancer, comme dans l'observation suivante :

— Mme ***, âgée de 35 ans environ, d'une constitution forte et sanguine, ayant eu quatre enfants, avait joui en général d'une bonne santé; elle avait seulement, et depuis longues années, des flueurs blanches assez abondantes. Il y a six mois ses règles se dérangèrent; paraissant parfois à peine, elles vinrent d'autres fois avec une extrême abondance; mais on ne devait pourtant pas croire à des pertes parce que longtemps avant d'être malade, Mme *** avait observé quelquefois cette abondance qui ne l'étonnait point.

En outre, elle ressentait quelques douleurs dans le bas-ventre et les aines, et quelques maux d'estomac, mais la santé générale n'en avait pas été altérée et il n'y avait pas eu d'amaigrissement sensible.

Le toucher et l'examen au spéculum (juillet 1845) me firent reconnaître, principalement sur la lèvre postérieure, des granulations qui se continuaient dans la cavité du col. Ce col, très notablement augmenté de volume et dur, laissait écouler à la pression un liquide muco-purulent; les lèvres étaient aussi tuméfiées et un peu bossuées, mais sans dureté ; il n'y avait point d'engorgement marqué de l'utérus, et en présence d'un état général aussi bon que possible, et en l'absence très probable de pertes, je dus croire à des granulations avec engorgement congestif du col, et je prescrivis avec une saignée le traitement habituel.

Cette dame, souffrant peu, ne voulut point s'y soumettre, partit à la campagne, et je ne la revis qu'au mois de décembre. Je la trouvai un peu maigrie : elle était d'ailleurs bien plus malade, mais sans éprouver de vives douleurs ; elle voyait, disait-elle, en blanc avec un peu de sang, et je ne fus point peu étonné, en l'examinant, de trouver un cancer ulcéré occupant tout le col, mal limité en arrière, et auquel la malade a succombé il y a six mois. —

Dira-t-on qu'il y a eu là dégénérescence ? Il y a eu simple coïncidence, voilà tout. Je n'ai vu que des granulations avec engorgement inflammatoire du col là où il y avait déjà sans doute des granulations et un commencement de cancer du col ; et cette coïncidence n'a rien d'étonnant, car on ne voit pas en quoi les granulations du col de l'utérus pourraient préserver cet organe des affections cancéreuses.

D'ailleurs, pour prouver la dégénérescence, il faudrait que non-seulement on eût observé ces deux affections réunies sur un grand nombre de femmes, mais qu'encore on eût vu entre elles, dans

leur ordre d'apparition par exemple, une corrélation évidente qui semblât indiquer que les granulations peuvent être un commencement de cancer. Or, que de femmes atteintes de granulations
les gardent longtemps sans avoir de cancer. Je sais
bien qu'un chirurgien prétend que depuis qu'on
guérit les ulcérations, il ne voit presque plus d'affections carcinomateuses de l'utérus. Assurément,
cela prouve tout simplement que les malades affectées de cancer ne vont plus le trouver; car,
malheureusement, on rencontre ces affections en
trop grand nombre, et plus fréquemment peut-
être que jamais.

DE L'ENGORGEMENT, DU CATARRHE ET DES DÉVIA-
TIONS DE L'UTÉRUS DANS LEURS RAPPORTS AVEC
LES GRANULATIONS. — DE LA NATURE DES GRANU-
LATIONS.

Avant de décrire le traitement si compliqué des
ulcérations du col, il nous reste à examiner une
question capitale qui, selon nous, domine toute
la pathologie de ces affections. Il s'agit de savoir
d'abord quelle est la signification de l'engorgement et du catarrhe de l'utérus, et de la déviation
de cet organe, et de décider si les ulcérations
reconnaissent toujours une même cause généra-
trice, et partant si le même traitement leur est
applicable.

Tous les auteurs qui ont écrit avant 1843, époque à laquelle parut le mémoire de M. Gosselin (1),

____

(1) Gosselin, *Loco cit.*

ont accordé une influence immense à l'ulcération
elle-même, qu'ils ont regardée comme la maladie
primitive et principale, tandis que le catarrhe
utérin et l'engorgement du col n'étaient pour eux
que la conséquence de ces ulcérations : de la même
manière, disaient-ils, qu'un ulcère qui se déve-
loppe sur une partie quelconque du tégument cu-
tané fait naître à sa base et dans les parties environnantes un engorgement inflammatoire, avec
induration plus ou moins prononcée. La conséquence pratique et toute naturelle de cette manière
de voir, c'était de détruire d'abord l'ulcération qui
avait engendré les deux autres phénomènes mor-
bides; or, il arrivait quelquefois que, malgré les
cautérisations les plus actives, on ne pouvait parvenir à la cicatrisation de la plaie, ou bien encore
que la cicatrisation effectuée, le catarrhe utérin et
l'engorgement du col n'en persistaient pas moins.

Frappé de ces faits, M. Gosselin, ancien interne
de Lourcine, dans le mémoire que nous citions à
l'instant, regarde le catarrhe utérin et l'engorgement du col comme la condition prédisposante la
plus favorable à la production des ulcères. Il démontre que l'utérus, vascularisé et irrité par une
des causes dont nous avons précédemment expliqué
l'action (avortement, accouchement, menstruation), doit sécréter un liquide anormal (flux leucorrhéique) qui, à son tour, entretient par sa
présence l'engorgement du col, et excorie en passant non seulement la cavité, mais aussi les lèvres.
Si cette opinion est exacte, et nous l'adoptons en
partie, l'ulcération n'est souvent qu'un épiphéno-

même, et s'adresser à elle, c'est faire à tort de la médecine des symptômes; c'est contre le catarrhe du col utérin et l'engorgement qu'on doit diriger le traitement principal.

M. Gosselin, en retournant la proposition, a peut-être donné dans l'excès contraire à celui qu'il combat. Je sais bien qu'il n'assigne point à toutes les ulcérations cette seule génération; mais il pense que dans les autres cas, elles ne sont accompagnées que d'un engorgement passager qui cède rapidement à des moyens simples. Or, selon nous, il a eu le tort de regarder ces derniers cas comme rares, quand au contraire ils forment la généralité.

Mais si l'on a cherché à apprécier la valeur relative et les rapports de génération de ces deux lésions locales (engorgement et catarrhe), qui peuvent coïncider avec les granulations du col, on a omis de citer l'influence des déviations de l'utérus, influence réelle que l'on ne trouve mentionnée dans aucun ouvrage, et que, cependant, nous avons constatée un grand nombre de fois; et sur cinq cas de déviations observés à la Charité par M. Velpeau dans l'année 1845-1846, il y avait en même temps des granulations.

On pourrait croire que les déviations de l'utérus accompagnant souvent les engorgements, c'est à ces derniers qu'il faut attribuer la production des granulations; mais j'entends parler aussi des déviations seules, non compliquées d'engorgement, comme dans l'observation qui suit :

En 1842, Mme ***, âgée de 23 ans, eut à la

suite d'une première couche, une affection de matrice. Elle eut, dit-elle, des granulations et un déplacement de l'utérus ; c'est, du reste, ce que
prouvent les prescriptions émanées de deux habiles
praticiens qui lui conseillèrent, en cessant leurs
soins, l'usage d'un pessaire, qu'elle ne voulut point
adopter, et à son défaut d'une ceinture hypogastrique.

En 1844, Mme *** fit une fausse couche et souffrit dès lors davantage. Les pesanteurs dans le bas-
ventre, les douleurs dans les aines, devinrent plus
vives et plus fréquentes ; elle était d'ailleurs bien
réglée et n'avait que peu de flueurs blanches.
L'examen me fit reconnaître que le col de la matrice était abaissé et fortement porté en arrière,
sans être d'ailleurs bien visiblement augmenté de
volume, et présentait, près du museau de tanche,
des granulations non ulcérées qui ne se continuaient pas dans la cavité du col ; l'utérus, de
grosseur moyenne, était abaissé et dévié en avant
et à gauche.

Le jour même de cet examen, 10 février 1846,
je cautérisai les granulations avec le nitrate d'argent, et je conseillai deux injections émollientes
par jour, le repos pendant les deux ou trois jours
qui suivraient la cautérisation, et ensuite des promenades avec l'usage d'une ceinture hypogastrique,
à laquelle la malade avait renoncé dès le commencement de sa seconde grossesse.

Les 20 février et 3 mars, nouvelles cautérisations. A partir de ce jour, injections astringentes
(une cuillerée de vinaigre rosat par injection).

Le 15 mars, les granulations étaient complètement guéries, ce qui d'ailleurs ne m'étonna que médiocrement, en raison du mieux notable que j'avais remarqué dès la deuxième cautérisation.

Depuis cette époque, l'état de Mme *** s'est trouvé bien amélioré; elle continue l'usage d'une ceinture, et ce moyen, joint à un régime convenable, et notamment à des promenades auxquelles la malade avait complètement renoncé, a calmé autant que possible les douleurs qui accompagnent nécessairement un déplacement marqué de l'utérus. —

Dans cette observation, on voit que les granulations ont coïncidé deux fois avec la déviation de l'utérus; j'ose à peine dire qu'elles aient été produites par cette déviation, et cependant elles ont reparu peu de temps après que Mme *** eut cessé l'emploi d'une ceinture, et il y eut une amélioration notable dès qu'elle en eut repris l'usage; d'autre part, la déviation une fois modérée, si j'ose me servir de ce mot, les granulations ont guéri avec une rapidité tout exceptionnelle.

J'ai vu quelques cas semblables, j'en ai vu un plus grand nombre où il y avait en même temps déviation et engorgement, et je me crois autorisé à dire que les déviations de l'utérus favorisent le développement des granulations dont elles sont souvent accompagnées.

Si l'on cherche à se rendre compte de l'influence qu'exercent ces déplacements de l'utérus sur la production des granulations, on en trouvera la cause peut-être dans le frottement des lèvres du col, contre les organes environnants, frottement rendu bien plus facile par le changement de position de la matrice; mais quelle que soit l'explication que l'on avance, quelque fautive ou insuffisante que puisse paraître celle que nous donnons, il n'en faut pas moins admettre la réalité du fait.

Nature des granulations. — Abordons actuellement la deuxième question, celle de savoir si les granulations que nous venons d'étudier ne reconnaîtraient pas souvent pour cause le virus soit blennorrhagique, soit syphilitique; si, en un mot, les granulations ne seraient pas souvent, avec leur apparence bénigne, des symptômes secondaires ou tertiaires de syphilis. Nous nous expliquerons plus tard sur les chancres utérins qui, constituant un accident primitif, sont ici hors de question.

Dans un mémoire publié en 1837 dans *la Revue Médicale*, M. Gibert, alors médecin de Lourcine, avança que « sur 143 malades affectées d'érosion granulée du col de l'utérus, il y en avait 114 sur lesquelles on trouvait non seulement des symptômes de syphilis, mais encore une corrélation évidente entre ces symptômes et l'ulcération utérine. » Il faut avouer que si l'opinion de M. Gibert était fondée, les ulcérations du col seraient, comme il le dit lui-même, une affection très légère, et qu'un traitement antisyphilitique, nécessaire d'ailleurs pour les autres symptômes vénériens qui les accompagnent, ferait disparaître promptement. Mais malheureusement nous avons vu qu'il était loin d'en être toujours ainsi. Il est vrai que M. Gibert ne parle que des ulcérations ou érosions granulées qui se bornent à la superficie de l'organe et sont nécessairement moins graves, puisqu'elles s'accompagnent moins souvent, ainsi qu'il en convient lui-même, d'engorgement du col et de catarrhe utérin ; mais, réduite à ces proportions, la proposition est encore inacceptable, eu égard à la gravité.

Rappelons-nous maintenant que M. Gibert pratiquait dans un hôpital où l'on recevait exclusivement des maladies vénériennes, et que sur 500 malades, il en a trouvé 143 affectées d'érosion granulée du col. Ne peut-on pas dire qu'il n'y a eu chez elles qu'une simple coincidence entre l'ulcération et les symptômes syphilitiques actuels qu'elles présentaient nécessairement, et sans lesquels on ne les aurait pas admises à l'hôpital ? On ne voit pas en effet pourquoi ces femmes soumises à une des causes les plus puissantes de la production de ces ulcères, l'abus du coït, auraient eu le privilège d'en être exemptes ; et si elles sont affectées à la fois d'ulcération du col et d'affection vénérienne, nous n'en concluons pas que l'une de ces maladies est la cause de l'autre, et nous le croyons d'autant moins que d'autres praticiens aussi compétents, aussi éclairés, n'ont pas fait les mêmes remarques que M. Gibert. Il résulte d'ailleurs du mémoire de ce médecin qu'il ne s'est pas fondé sur l'aspect de l'ulcération pour établir son diagnostic différentiel, mais bien sur les symptômes antécédents accusés par les malades. Si l'on veut établir nettement que ces érosions sont dues à une cause spécifique, il faudra, pour qu'on

obtienne créance parmi les médecins, qu'on ap-
porte des caractères distinctifs visibles avec des
yeux autres que ceux de l'intelligence ; autrement,
il pourrait venir à l'idée d'un observateur de regarder ces mêmes ulcérations comme causées par
la gale, la variole , la goutte ou telle autre maladie
qu'il lui plairait, surtout s'il pratiquait dans un
hôpital spécialement consacré à l'une de ces affections.

Nous continuerons donc (1) à regarder ces érosions granulées et autres ulcérations du col, ci-
dessus décrites, comme dues à des causes autres que
la syphilis; et, comme preuve, nous dirons qu'elles
guérissent très bien par des moyens qui ne sont
pas anti-syphilitiques ; M. Gibert lui-même en
conviendra.

(1) Voir les ulcères syphilitiques, page 84.

TRAITEMENT

DES GRANULATIONS OU ULCÉRATIONS NON SPÉCIFIQUES DU COL DE L'UTÉRUS.

Le traitement se subdivise tout naturellement en moyens locaux et en moyens généraux.

1° *Moyens locaux*.

A. Injections. — Douches. — Bains du col.

Injections. — Pour bien pratiquer une injection, la malade doit être couchée de manière que la vulve soit plus élevée que l'extrémité postérieure du vagin. Alors, introduisant avec précaution jusqu'au col un tuyau de gomme élastique, terminé par un bout olivaire et percé de trous, elle l'adapte à la seringue préalablement chargée du liquide à injection, et elle pousse le piston avec plus ou moins de force, selon l'impression qu'elle éprouve; aussitôt elle croise les jambes afin d'empêcher encore mieux le liquide de sortir du vagin. Ce petit détail de pratique que je n'ai point trouvé mentionné dans les auteurs, me paraît avantageux; et ainsi faites les injections parviennent, non seulement jusqu'au col, mais par la position déclive du vagin et l'entrecroisement des jambes, le liquide reste en contact avec ce col aussi longtemps que l'on veut.

Les injections peuvent être émollientes, calmantes, détersives ou astringentes : les injections émollientes sont faites avec la décoction de fleurs de mauve, de graines de lin, de guimauve, etc.; les calmantes sont préparées avec la jusquiame, la morelle, le pavot, ou bien on ajoute aux précédentes quelques gouttes de laudanum de Sydenham. Ces injections émollientes et calmantes doivent être employées, surtout dans les cas d'ulcérations ou granulations accompagnées d'engorgement inflammatoire et congestif avec douleurs plus ou moins vives, soit dans l'utérus lui-même, soit dans les parties environnantes ; mais il n'en faut espérer que ce qu'elles peuvent donner, de l'adoucissement.

Les injections détersives sont préparées avec de l'eau d'orge, dans laquelle on verse du miel rosat, du sirop de mûres, des feuilles de ronces, de noyer, etc. Elles sont destinées, comme leur nom l'indique, à enlever au flux catarrhal son odeur et son âcreté; mais il faut peu compter sur leur effet, dans les cas de granulations.

Les injections astringentes ont une bien autre valeur : elles servent, en effet, à opérer non plus un simple lavage à la surface du col granulé, mais bien une action médicatrice, soit en modifiant les surfaces malades, soit en resserrant le tissu qui supporte ces surfaces. Aussi conviennent-elles surtout dans les cas d'ulcérations atoniques, fongueuses, tandis qu'il ne faut les employer qu'avec réserve dans celles qui sont accompagnées d'engorgement inflammatoire.

Les substances à l'aide desquelles on rend les injections astringentes varient à l'infini : tantôt c'est le sulfate de zinc, tantôt le sulfate de cuivre, d'autres fois le nitrate d'argent, ou bien encore le vinaigre rosat, etc., etc. C'est à ce dernier agent que M. le professeur Velpeau donne la préférence; il lui a semblé réussir beaucoup mieux que les autres, et il l'emploie à la dose d'une ou deux cuillerées par verre d'eau d'orge. On a encore proposé l'infusion de noix de galle, la décoction de tannin, de roses de Provins, etc.

Appréciation. — Les injections constituent un des moyens les plus fréquemment employés ; cependant M. Mélier (1) dit s'être assuré que le plus ordinairement le liquide n'arrivait même pas jusqu'au col. Pour démontrer cette proposition, il a placé une feuille de papier au devant du col, puis il a fait pousser une injection colorée, et il n'a pas vu que le papier eût été taché par le liquide. C'est une exagération : les injections dans ce cas étaient mal faites. Sans doute, il doit en être souvent ainsi; mais c'est précisément là une raison puissante pour que le médecin indique aux malades comment il faut les pratiquer, et en suivant les préceptes que nous avons donnés, il est impossible que le liquide ne parvienne pas jusqu'au col.

Une question plus sérieuse est l'appréciation de la valeur de ces injections comme moyen thérapeutique. Quelques praticiens leur attribuent en effet, une importance que selon nous elles n'ont

(1) Mélier, *Loco cit.*

4

pas: M. Duparcque, par exemple, pense qu'un grand nombre des ulcérations qu'il a guéries par la cautérisation, alors qu'elle était en pleine vogue, eussent tout aussi bien disparu par l'emploi des injections sagement administrées, et il cite à l'appui de son opinion l'observation suivante :

—Une femme âgée de 32 ans a eu deux enfants, dont le dernier a 4 ans. Elle est parfaitement menstruée, mais elle appréhende les approches de son mari, parce qu'elles occasionnent des douleurs dans les parties profondes de la génération. La matière des flueurs blanches, dont elle est modérément affectée, se teint ordinairement en rouge à la suite de ces approches.

La lèvre antérieure du museau de tanche me paraît plus tuméfiée que la postérieure, mais sans dureté cependant. Le centre de cette tuméfaction paraissait moins lisse que le reste, dans l'étendue de la pulpe du doigt ; la circonférence était marquée par une sorte de vive arête peu saillante. Le toucher produisit une douleur assez forte qui se prolongea dans la partie affectée, et ce doigt entraîna un peu de mucosité sanguinolente. Sans en être bien certain, je soupçonnais une ulcération. Le spéculum me fournit le moyen de fortifier mon diagnostic ; je vis au milieu de la lèvre antérieure, qui était rouge et un peu tuméfiée, une légère dépression assez régulièrement circulaire, dont le centre était à vif comme si l'on eût enlevé une couche mince de l'organe.

Le soir les règles parurent et firent surseoir à la saignée que j'avais conseillée pour le lendemain.

L'écoulement de sang dura quatre jours comme de coutume. A l'examen des parties, deux jours après, je les trouvai dans le même état, avec un peu plus de tuméfaction. Saignées, bains tièdes prolongés, injections fréquentes d'une décoction de racine de guimauve et de tête de pavot, lavemens, demi-diète et repos.

Huit jours après, la tuméfaction n'existait plus; l'ulcération était réduite au diamètre d'une ligne environ, et ressemblait assez à un de ces aphthes qui se montrent dans la bouche, et dont la pellicule a été enlevée; les douleurs avaient complètement disparu. Cette dame continua encore quelque temps les mêmes moyens, puis les abandonna. Deux ans après elle eut un troisième enfant, et je ne sache pas que sa santé ait été dérangée en aucune manière (1). —

Les injections sont bien rarement suivies d'un succès aussi certain et aussi prompt : souvent nous les avons vu employer pendant un temps infini, et sans résultat bien sensible, chez des femmes que la cautérisation effrayait, et qui en définitive étaient toujours obligées d'y avoir recours.

C'est donc seulement comme adjuvant que les injections nous paraissent utiles, et parmi ces injections, les émollientes à la suite des premières cautérisations en général, les astringentes à la fin du traitement et en cas d'atonie, sont principalement avantageuses; mais quelles qu'elles soient, elles ne peuvent que hâter la guérison, et ne la

____

(1) Duparcque, *Traité des maladies de la matrice*, t. 1, p. 376.

donnent seules que dans les cas bien rares où les granulations eussent, en quelque sorte, guéri sans traitement.

Douches. — Les injections dont nous venons de parler peuvent être faites avec facilité par les malades elles-mêmes, sans qu'elles aient recours au chirurgien ; mais il est une autre variété d'injections qui exigent son intermédiaire ; nous voulons parler des injections forcées qu'il serait peut-être plus convenable d'appeler *douches.* Ces injections ou douches se divisent en deux catégories : les douches intra-vaginales et les douches intra-utérines.

Si l'on veut pratiquer l'injection intra-vaginale, on place le spéculum, et on pousse avec force sur le tissu du col le liquide astringent dont on a chargé la seringue. M. Vidal (1) recommande d'employer toute la force avec laquelle un aide peut pousser le piston de la seringue ; le liquide qu'il préfère est la décoction de feuilles de noyer. Sous l'influence de cette pression du liquide sur les tissus, on voit ceux-ci pâlir, le col engorgé diminuer et se rétracter sous les yeux ; et, en effet, ce moyen n'est pas mauvais quoiqu'ayant moins d'action que ne le prétend M. Vidal ; il est principalement utile, non pas contre les granulations ou ulcérations qu'il modifie très peu, mais surtout contre l'engorgement du col.

S'il s'agit, au contraire, d'injections intra-uté-

____

(1) Vidal, *Traité de pathologie interne*, t. 4, et *Gazette des médecins praticiens*, 1840.

rines, on introduit alors la canule entre les lèvres du col, et on fait passer modérément le liquide dans la cavité utérine. M. Vidal ne craint pas de faire dissoudre dans un demi-verre d'eau tout ce que son porte-pierre contient de nitrate d'argent, et d'employer ce liquide en injection, et il n'a jamais eu d'accidents à déplorer. On porte ensuite les femmes dans un lit, et on leur recommande le repos absolu. Elles éprouvent alors des coliques plus ou moins violentes, des douleurs dans les lombes, quelquefois il s'écoule un peu de sang; mais il ne faut point se laisser effrayer par ces symptômes qui ne sont pas d'un mauvais augure, et prouvent, au contraire, que les injections n'ont pas été infructueuses.

Ces injections seraient sans doute fort utiles pour modifier l'état de l'utérus, et par suite l'ul-cération; mais elles présentent de grands dangers et doivent, à moins de cas exceptionnels, être ban-nies d'une pratique sage et prudente. Il y a à crain-dre, en effet, que le liquide ne pénètre dans le péritoine par les trompes. M. Vidal prétend, il est vrai, que ce danger n'existe point, en faisant les injections avec modération et par petites sac-cades, et qu'enfin il n'a jamais vu d'accidents sur-venir; mais des expériences faites sur le cadavre démontrent la possibilité du passage de ce liquide par les trompes, et d'autre part la mort à plu-sieurs fois été la suite de cette pratique.

Il y a quelques semaines, un débat fut de nou-veau soulevé à la Société de Chirurgie sur cette question, et M. Vidal resta en quelque sorte seul à défendre son opinion contre MM. Robert, Malgaigne, Lenoir qui cita un grand nombre d'insuccès, et Denonvilliers qui s'appuya en outre de l'autorité imposante de M. Bretonneau.

C'en est donc fait de cette pratique désormais jugée ; je proposerai à l'occasion des cautérisations un moyen bien moins dangereux, qui présente à peu près les mêmes avantages et qui a déjà donné plusieurs succès.

Bains du col. — M. Mélier qui, ainsi que nous l'avons vu, repousse les injections ordinaires, a proposé les bains locaux du col. Voici comment il les emploie : Il fait choix d'un spéculum fenêtré, si le vagin est irrité ; et une fois le col embrassé, il fait renverser la malade, et verse dans le spéculum tout le liquide choisi. « De cette manière, dit-il, on peut garder le liquide en contact avec le col, autant de temps qu'on le désire, » et il croit devoir attribuer à cette pratique de nombreux succès. Elle est pourtant d'une exécution difficile ; devant se renouveler souvent, elle nécessite chaque fois l'intervention du chirurgien, et ce qui est plus grave, l'application souvent douloureuse du spéculum. Les injections ordinaires n'ont point ces inconvénients, et bien faites elles baignent également le col aussi longtemps que l'on veut.

B. Topiques.

Ces applications de topiques sur le col, ces pansements journaliers du col, comme les nomme M. Mélier, nous paraissent susceptibles du même reproche. Il faut, pour les pratiquer, introduire le spéculum, et cette application, souvent douloureuse et pénible pour les malades, irrite les lèvres du col qu'il est impossible de ne pas heurter, et doit contribuer à rendre cette médication inefficace, ainsi que l'ont d'ailleurs prouvé les faits cliniques.

M. Guillon se sert depuis plusieurs années de cataplasmes émollients, qu'il enveloppe dans une espèce de réseau très fin, en forme de bourse, et qu'il introduit sur le col.

M. Philippe Boyer, chirurgien de l'hôpital Saint-Louis, porte des tampons de charpie imprégnés d'eau blanche; d'autres appliquent aussi sur l'ulcération des pommades excitantes, astringentes, cicatrisantes, résolutives, etc. M. Lisfranc repousse formellement tous ces topiques appliqués directement, comme nuisibles et insuffisants; il en a plusieurs fois employé à la Pitié, et sans aucun avantage. Nous ne partageons pas tout-à-fait cette opinion, et on peut y avoir recours dans quelques cas exceptionnels, quand par exemple le col est sensible et douloureux. C'est ainsi qu'une fois nous avons employé avec succès la pommade belladonée pour calmer des douleurs, probablement de nature nerveuse, qui accompagnaient les granulations; mais ces topiques sont surtout utiles et efficaces dans les ulcérations spécifiques, et principalement dans les chancres utérins.

C. Tamponnement.

Le tamponnement du vagin a pris naissance dans des idées théoriques que nous allons exposer, pour faire comprendre son but. Hourmann avait pensé que si les ulcérations n'étaient pas toujours produites par le contact des parois du vagin et par le séjour des matières catarrhales, elles étaient au moins entretenues et augmentées par ces deux causes, qu'il regarde comme inévitables. Il croyait donc que si, par un moyen efficace, on parvenait à écarter les lèvres du col des parois vaginales, et à les isoler en même temps du contact du pus, la cicatrisation s'opérerait d'elle-même et par les seules forces de la nature. En conséquence de cette opinion, il pratiquait avec du coton le tamponnement du vagin et du col; et les succès les plus brillants auraient, selon lui, couronné cette pratique. Nous devons dire que d'autres chirurgiens ont répété ces expériences, et sont loin d'avoir obtenu les mêmes résultats; de sorte que nous ne saurions juger favorable-ment cette médication, qui d'ailleurs paraît irrationnelle. On veut en effet empêcher le pus d'être en contact avec le col et l'ulcération; or, le tamponnement est le moyen le plus efficace de retenir les liquides contre le col. C'est M. Vidal, à qui Hourmann avait communiqué ses idées sur ce sujet, qui les a consignées dans son *Traité de pathologie externe*, t. 5.

D. Cautérisation.

Nous arrivons maintenant au moyen le plus efficace qu'on ait dirigé contre l'affection qui nous occupe : jusqu'ici, en effet, ce que nous avons dit du traitement, sauf les injections astringentes, doit être regardé surtout comme palliatif. On a cependant fait de graves objections à la cautérisation, on lui a reproché d'être, la plupart du temps, inutile et souvent même nuisible ou dangereuse. C'est ainsi que M. Gibert écrivait en 1837 : « Les rougeurs accidentelles du col de l'utérus, les taches et les excoriations aphtheuses, les ulcérations simples, l'érosion granulée elle-même, sont des phénomènes sans gravité, et qui ne donnent jamais lieu à des accidents sérieux ; toutes ces lésions peuvent guérir sans l'intervention d'une médication topique. Toutefois, les applications et les injections astringentes (sauf le cas d'inflammation trop vive ou trop aiguë), nous ont paru jouir d'une efficacité réelle. Les caustiques sont rarement nécessaires, quelquefois nuisibles ; et, dans tous les cas, les plus légers et les moins douloureux sont ceux qui nous semblent devoir mériter la préférence (1). »

M. Duparcque ne tient pas un autre langage. C'est principalement dans les cas d'érosion que l'on a fait, depuis quelques années, une applica-

(1) Gibert, *Recherches pratiques sur les ulcérations de la matrice*, p. 19.

tion souvent inutile, quelquefois dangereuse, du caustique. Il est rare cependant que ce genre, d'affection (et il dit plus loin qu'il en est de même des ulcérations profondes) résiste longtemps aux moyens précédents (injections, etc.) rationnellement employés (1). »

Mais heureusement cette opinion émanée d'hommes spéciaux n'est pas adoptée par des médecins non moins experts en cette matière, entre autres MM. Velpeau, Chomel, Lisfranc et Jobert de Lamballe, qui se servent journellement et presque invariablement de la cautérisation. A cela ajoutons que cette pratique a eu le sort de toutes les bonnes méthodes : adoptée d'abord avec enthousiasme, on en a fait abus, et elle a eu nécessairement quelques revers, parce qu'elle n'est point infaillible, ou parce qu'elle a été mal appliquée, et dès lors on l'a trop décriée ; mais en réalité, c'est le moyen vraiment héroïque et à l'aide duquel on guérit les granulations, dix-neuf fois sur vingt, comme le dit M. Velpeau. Nous avons vu les cautérisations suivies du succès le plus complet, là même où tous les autres moyens avaient échoué. Elles donnent en général une guérison prompte, quand au contraire tout autre traitement ne produit que de l'amélioration ; elles ne déterminent point d'accidents, et si quelquefois elles ont paru nuisibles, c'est qu'elles ont été mal faites, ou trop souvent répétées, ou encore que l'on avait fait choix d'un mauvais caustique ; aussi aurons-nous soin de

(1) *Maladies de la matrice*, t. 1, p. 378.

poser toutes les règles suivant lesquelles elles doivent être pratiquées, de préciser les cas dans lesquels elles seraient dangereuses ou nuisibles, et avant cela d'apprécier la valeur des différents caustiques.

Les caustiques dont on se sert le plus habituellement sont le nitrate acide de mercure et le nitrate d'argent, soit en solution, soit en crayon; mais on a aussi proposé la potasse caustique, la créosote, certains acides, le chlorure d'antimoine, et dans ces dernières années le caustique de Vienne solidifié, et surtout le fer rouge.

La potasse caustique a été employée à la maison de santé par M. Duméril et Mme Boivin, qui se servaient d'un bâton de cet alcali monté sur un porte-pierre; mais ce caustique est trop énergique et produit des eschares trop profondes et trop peu limitées.

Depuis quelques années, M. Gendrin emploie le caustique de Vienne solidifié, et il en aurait retiré de grands avantages, si l'on en croit M. Bennet (1), son interne.

Les acides sulfurique et nitrique, l'eau régale, le chlorure d'antimoine et la pâte arsénicale, doivent être repoussés à cause de leur activité ou de la difficulté qu'ils présentent dans l'application.

La créosote qui, dans les mains de M. le professeur Jules Cloquet, avait produit quelques résultats encourageants, est trop irritante, suivant les remarques de M. Lisfranc.

---

(1) Bennet, *Thèse;* Paris, 1843.

Le nitrate acide de mercure est certainement le caustique qui réunit le plus grand nombre de partisans. Il ne fait qu'une eschare limitée, il pénètre en vertu de son état liquide, entre les granulations ulcérées et jusqu'au fond des fissures du col; et de plus, selon M. Lisfranc, il aurait cette vertu spéciale de prolonger son action bien au-delà du temps de son application. Mais il a bien aussi ses désavantages; plusieurs fois il a déterminé la salivation mercurielle, et quoique M. Lisfranc ait écrit que ce ptyalisme très rare est aussi très faible et de courte durée, ce n'en est pas moins un inconvénient réel et sérieux, et dernièrement encore il y en avait un exemple dans les salles même de la Pitié. En outre il est toujours à craindre, à cause de la grande activité de cet acide, qu'il n'en tombe quelques gouttes soit sur la malade, soit même sur les mains du chirurgien. Et d'autre part, si par malheur le flacon est mal bouché, l'action caustique est bien vite insuffisante. Quoi qu'il en soit, ce caustique est le plus généralement adopté et celui dont se servent MM. Velpeau, Chomel, Lisfranc, Duparcque, Lenoir et Vidal de Cassis. Voici comment on l'emploie:

Ayant fait choix d'un spéculum, qui est pour les uns le bivalve ou le quadrivalve, pour d'autres le spéculum ordinaire, on saisit le col et on met les granulations en évidence. On essuie légèrement le museau de tanche avec un pinceau de charpie ou une boulette de coton, que la pince à anneau tient entre ses mors. Cette précaution a pour but d'enlever les mucosités qui, recouvrant le col pourraient gêner l'action du caustique; on trempe alors un petit pinceau en cheveux dans la solution hydrargyrique, et on l'exprime modérément en le pressant sur les parois du flacon, afin qu'il ne dégoutte pas, et avec ce pinceau ainsi chargé on touche les granulations légèrement jusqu'à ce qu'elles blanchissent; puis on jette immédiatement un verre d'eau froide dans le spéculum, ou bien on trempe un tampon de charpie que l'on porte sur la surface cautérisée et qu'on y laisse à demeure. Après la cautérisation la malade éprouve souvent quelques cuissons dont il ne faut point s'inquiéter.

La solution de nitrate d'argent s'emploie de la même manière. Quant au crayon, qu'à l'exemple de M. Chomel nous préférons en général, il doit être placé sur un porte-pierre très long et courbé, de telle façon que la main qui tient le crayon lorsqu'on cautérise, ne cache pas à l'œil les granulations. Le nitrate d'argent, ainsi employé, a l'avantage de ne toucher que le sommet des granulations, ce qui peut être très important, puisque dans certains cas le col qui les supporte n'est pas ulcéré. Il a en outre une action bornée aux parties qu'il touche, et enfin il nous a semblé que, par une vertu qui lui est propre, il modifie plus vite et plus utilement les granulations que le nitrate acide. On lui a reproché, il est vrai, de faire saigner les surfaces; ce léger écoulement de sang, loin d'ailleurs d'être fréquent, est sans importance: et ce qui serait plus sérieux, c'est que

d'après les observations de M. Laurès (1), il semblerait favoriser le retour des règles; mais ce fait
n'est rien moins que prouvé. Il a d'ailleurs un
autre avantage sur lequel nous reviendrons, c'est
qu'on peut facilement s'en servir pour cautériser
la cavité du col.

Dans ces dernières années, M. Jobert de Lamballe (2) a proposé la cautérisation avec le fer
rougi à blanc, et les succès qu'il a obtenus ont été
consignés dans les thèses de deux de ses internes,
MM. Laurès et Landry. Ce moyen est surtout
utile dans les ulcérations fongueuses ou variqueuses, et nous l'avons vu faire en quelque sorte
merveille, entre les mains de M. Jobert, à l'hôpital
Saint-Louis, et tout dernièrement en ville, sur
une jeune femme qui présentait des granulations
ulcérées sur un col mollasse et saignant facilement. M. Ricord disait aussi, il y a peu de temps,
en notre présence, qu'il en avait retiré de bons
résultats en pareils cas.

M. Jobert emploie en outre ces cautérisations,
dans le but de combattre les engorgements du col
utérin, alors qu'ils semblent tenir à une atonie
générale du système. Il se sert en général, pour
les pratiquer, d'un spéculum en ivoire, afin de
préserver plus complètement de la chaleur les
parties environnantes.

Les femmes n'éprouvent pas plus de douleurs

(1) Laurès, *Thèse de Paris*, 1844.
(2) Jobert de Lamballe, *Loco cit.*, et *Mémoires lus à l'Académie
de médecine*, avril 1838 et janvier 1840.

après cette cautérisation qu'après toute autre. Le col de l'utérus est en effet très peu sensible, ainsi que nous l'avons dit, et on rencontre des femmes qui n'ont point senti l'application du nitrate acide de mercure et même du fer rouge; et en tous cas, les douleurs ne sont jamais en raison de la destruction opérée par le caustique.

Avant de répéter une cautérisation, il faut que celle qui a été effectuée ait accompli toute son action; voilà pourquoi il faut attendre toujours huit à douze jours avant de faire une nouvelle application, et cette règle doit être suivie avec la plus scrupuleuse attention. On a vu des praticiens qui cautérisaient des malades depuis un temps très long, et deux fois par semaine, être obligés fortuitement et par une cause étrangère à la maladie, de suspendre l'application du caustique, et n'être pas peu étonnés de trouver leurs malades, après quinze jours ou trois semaines de repos, complétement guéries. On en a vu qui, par des cautérisations trop souvent répétées, avaient détruit une partie du col.

La plupart des granulations du col sont susceptibles d'être cautérisées; toutefois, on ne doit point appliquer le caustique sur un col gonflé ou congestionné : on a pensé, et avec raison, que l'on devait d'abord songer à combattre l'engorgement, car alors, l'ulcération fût-elle détruite, l'affection principale n'en persisterait pas moins; et c'est ainsi que l'on comprend les cas dans lesquels la leucorrhée, les pesanteurs, les douleurs, etc., ont persisté malgré la cicatrisation de l'ulcère.

Donc, il faut avant tout combattre la cause, c'est-à-dire la métrite; et, dans ces cas, on débutera par les moyens généraux, locaux et antiphlogistiques que nous exposerons dans un instant; après quoi on pourra sûrement passer à la cautérisation. D'autres fois, si l'engorgement existe depuis long-temps, s'il est peu marqué et sans douleur vive, on pourra de même commencer les cautérisations mais en ayant soin d'employer en même temps divers moyens qui agissent sur l'engorgement et le flux leucorrhéique.

Si les granulations sont à leur début, on ne pratiquera pas de suite la cautérisation, et on tentera d'en opérer la guérison à l'aide des injections et autres moyens déjà décrits; mais la plupart du temps, ces moyens sont inefficaces et ont été employés par les femmes avant qu'elles ne viennent consulter. Enfin si, après plusieurs cautérisations, la maladie, loin de décroître, continuait sa marche et s'aggravait, il serait indiqué de les suspendre, parce que, comme nous l'avons dit, on a vu dans des cas pareils l'affection se terminer alors d'elle-même. Il faut aussi s'abstenir de pratiquer la cautérisation pendant les règles ou à leur approche, et pendant la grossesse, à moins que cependant la maladie ne fît des progrès trop rapides.

Cautérisation de la cavité du col. — Nous avons dit que souvent les granulations remontaient dans la cavité du col, et il est toujours utile alors de cautériser cette cavité. Le crayon de nitrate d'argent présente à cet effet un grand avantage sur tous les autres caustiques. On ne peut en effet se servir contre ces granulations internes, d'un pinceau mollasse qui s'essuierait sur les bords de l'orifice du col, et arriverait ainsi sans acide sur la surface malade. M. Chayet a, il est vrai, imaginé un instrument pour obvier à cet inconvénient. Il prend une canule en platine terminée par un cul-de-sac et percée de trous sur les côtés, et introduit dans la cavité une éponge imbibée d'une solution caustique; à l'aide d'une baguette en verre qui entre à frottement, on pousse sur cette éponge, et on exprime ainsi le liquide dans la cavité du col. Mais quelque ingénieux que soit ce petit instrument, il nous semble bien plus simple et plus avantageux d'employer le crayon de nitrate d'argent. On peut avec facilité le faire pénétrer profondément dans la cavité du col, et barbouiller ainsi, si je puis me servir de ce mot, toute la surface interne. Si par hasard le crayon vient à casser, il est prudent d'extraire le morceau; et cependant, à Saint-Lazare, on néglige en général cette précaution, et jamais il n'en est survenu d'accident.

Il n'est point besoin d'insister davantage sur l'utilité de cette cautérisation de la cavité du col: elle est indispensable toutes les fois que cette cavité est le siége de granulations, ou encore dans les cas où la muqueuse qui la tapisse est dans un état d'atonie qu'il est important de modifier.

— Louise B., âgée de 39 ans, couturière, mariée, née en Italie, demeurant en France depuis deux ans, constitution appauvrie, maigre, yeux caves, peau flasque sur tout le corps, dénotant un amaigrissement considérable, a eu deux enfants. Ses deux accouchements ont été heureux, comme les grossesses qui les ont précédés. A la suite de sa dernière couche, elle fut atteinte d'une affection cutanée à laquelle elle donne le nom de *gale*. D'après les marques laissées par la maladie, il est probable que cette affection était du psoriasis plutôt que de la gale. En Italie elle vivait dans la plus grande misère, soutenue à peine par une nourriture peu substantielle et souvent insuffisante. Le premier trouble dans sa santé date de trois ans et demi. A cette époque Louise B. souffrit de douleurs intenses au sommet de la tête, accompagnées quelquefois d'étourdissement. Elle était prise de temps en temps de dyspnée et d'une sensation de resserrement à la région épigastrique. Elle sentait aussi une boule monter de l'épigastre au pharynx; il existait également des battements douloureux à la même région. L'action intestinale se ralentit, et les sécrétions alvines n'eurent lieu qu'à certains intervalles, tous les six ou sept jours, par exemple.

A cette époque aussi les règles qui jusque-là avaient été très abondantes, durant habituellement huit jours et se montrant d'elles-mêmes sans douleur, continuèrent d'apparaître aux mêmes intervalles, mais diminuèrent considérablement, et leur apparition s'accompagna de vives douleurs dans les lombes.

La difficulté et la nécessité de pourvoir à la

nourriture de ses enfants empêchèrent Louise B.
de prendre les précautions que son état réclamait;
et elle continua ainsi de négliger sa santé pendant
trois ans; mais depuis six mois environ ses forces
ont diminué; les douleurs des lombes et du bas-
ventre, qui se montraient d'abord en paroxysmes
passagers, sont devenues continues et plus vives;
elles persistent dans toutes les positions, sans
s'exaspérer par la marche ou la fatigue.

A ces symptômes se joignit bientôt une leucorrhée peu abondante mais continue, et qui contri-
bua à abattre les forces de la malade. A la même
époque elle ressentit des douleurs pulsatives dans
l'estomac, douleurs que la pression n'augmentait
pas. Elle devint aussi sujette à des nausées fati-
gantes et à des régurgitations d'un liquide amer et
verdâtre.

Après avoir lutté contre ses souffrances et suivi
les conseils de différents médecins sans amélioration durant plusieurs mois, Louise B. se décida à
entrer à l'Hôtel-Dieu le 1er novembre 1844.

L'extérieur de la malade était tel que je l'ai
décrit tout-à-l'heure. Le toucher par le vagin
comme par le rectum montra que l'utérus avait
conservé sa mobilité : il était légèrement dirigé en
avant. L'orifice de l'utérus, inégal dans sa circonférence, offrait au doigt une remarquable mollesse
comme s'il eût été gonflé, cotonneux, ce qui donnait au toucher une sensation analogue à celle que
l'on perçoit en appuyant le doigt pendant quelque
temps sur un morceau de velours d'Utrecht. En
touchant très légèrement on distinguait à cette

surface un grand nombre de granulations de la grosseur de petites graines de millet, s'effaçant lorsqu'on appuyait le doigt avec un peu plus de force. La couche si molle sur laquelle elles étaient situées, lorsqu'on les déprimait avec force, ne paraissait avoir que peu d'épaisseur et reposer sur un fond beaucoup plus résistant, fourni par la substance du col de l'utérus. Ces différentes sensations pouvaient être perçues dans une circonférence d'un pouce de diamètre, dont l'orifice de l'utérus n'occupait pas le centre, mais dont les trois quarts au moins appartenaient à la lèvre antérieure.

Tout autour on sentait avec le doigt le tissu du col, ferme et lisse comme à l'état normal. Les mouvements imprimés à l'utérus causaient une très légère douleur; mais je ne dois pas oublier de dire que la surface malade n'était pas plus sensible au contact du doigt que le reste de l'organe. La pression faisait sortir une petite quantité d'un liquide visqueux et transparent, exhalant une odeur légèrement urineuse.

A ces caractères on reconnaît facilement la présence de granulations sur le museau de tanche et autour de l'orifice utérin; mais en outre à l'aide du spéculum on constata ce qui suit :

Les deux lèvres de l'orifice utérin, au lieu de présenter par leur union une fente transversale, circonscrivaient une petite dépression de la forme d'un entonnoir, excoriée du côté du vagin, et d'où coulaient quelques gouttes d'un mucus blanc un peu opalin.

Le liquide étant épongé au moyen d'une boulette de coton, tenue par une longue pince, il fut facile de reconnaître à la vue les petites proéminences que le doigt avait indiquées. Elles pénétraient dans le col où elles étaient très abondantes, et de ce point s'étendaient sur presque toute la lèvre antérieure, tandis qu'elles n'occupaient qu'une très faible portion de la lèvre postérieure. Leur réunion constituait une large plaque d'une couleur rouge vif, comme une framboise très mûre, et dont le contour tranchait en s'élevant au-dessus de la base vermeille formée par les parties saines environnantes. Avec un peu d'attention, il était facile de voir que cette surface n'était pas unie, mais parsemée d'une infinité de petites élévations que l'on peut encore comparer, quoique moins larges, à celles du fruit qui m'a déjà fourni un rapport pour la couleur. Elles étaient séparées par de nombreux sillons où coulait un mucus opalin, semblable à celui qui s'écoule de l'orifice utérin. L'ensemble de la portion du col qui supportait ces petites éminences était lui-même élevé au dessus des parties environnantes. Le tissu était gonflé, et c'est à cause de cela que l'orifice utérin, limité à son état normal par des arêtes fixes, présentait ici l'aspect d'une dépression conique avec des bords arrondis.

Une première cautérisation, portant sur toutes les surfaces granulées, sur le col et dans la cavité, fut pratiquée le 16 novembre et suivie d'une seconde le 21. Elles n'avaient produit que peu de changement, si ce n'est que les granulations étaient un peu moins proéminentes.

Un troisième examen le 29 montra que les choses étaient presque dans le même état, et même la leucorrhée avait plutôt augmenté que diminué, phénomène que, suivant M. Chomel, on observe quelquefois après la première cautérisation.

Le 1er décembre, Louise B... annonçait un changement agréable dans sa santé; les douleurs de tête avaient diminué; les régurgitations nauséabondes et bilieuses du matin n'avaient pas paru depuis quelques jours. Le 3 décembre elle dit n'avoir pas souffert de douleurs d'estomac les deux jours précédents. Elle fut visitée pour la quatrième fois : l'espace occupé par les granulations était tellement rétréci que M. Chomel en fut surpris.

Enfin le 8 décembre on procéda à une cinquième cautérisation; elle fut bornée à quelques granulations limitées à l'orifice utérin. La santé générale était si satisfaisante que la malade voulut absolument quitter l'hôpital. Le fait est que cinq cautérisations avaient amélioré son état à un degré difficile à croire. Elle avait fait en même temps quelques injections astringentes et avait pris pour boisson une tisane amère (1). —

Cautérisation de la cavité utérine. — Les granulations existent aussi quelquefois dans la cavité même de l'utérus; elles sont souvent accompagnées de catarrhe utérin, et ce catarrhe qui entretient

(1) *Clinique* de M Chomel; 1844. — H. Guéneau de Mussy, *loco cit.*

la maladie, peut être un obstacle insurmontable à sa guérison. Dans ces cas, il est évidemment utile de modifier la vitalité de la muqueuse utérine, et c'est pour cela que M. Vidal de Cassis avait imaginé les injections intra-utérines dont nous avons exposé les dangers. La cautérisation directe avec un caustique n'a point les mêmes inconvénients, mais elle présente quelques difficultés d'exécution. L'étroitesse de la cavité du col, ses changements de direction, rendent presque impossible l'introduction dans l'utérus d'un crayon de nitrate d'argent qui serait infailliblement cassé dans le col même. L'instrument de M. Chayet pourrait servir à la rigueur ; mais l'instrument suivant qui est plus simple et permet de porter dans la matrice d'autres substances que des caustiques, nous paraît préférable.

Dans un petit cylindre droit, du diamètre d'une sonde ordinaire, mais aplati suivant deux faces et ouvert à ses deux extrémités, entre a frottement une tige droite de la même longueur environ, terminée à un bout par un porte-pierre, et à l'autre par un anneau pour le doigt.

Cette tige fixe étant munie de nitrate d'argent et introduite incomplètement dans le premier cylindre, on fait pénétrer l'instrument dans le col, et lorsqu'on juge être arrivé dans la cavité de l'utérus (quatre ou cinq centimètres au-delà du museau de tanche), on pousse la tige et on tourne et déplace un peu l'instrument afin de toucher la muqueuse dans tous ses points.

Si au lieu de crayon on veut se servir d'une

pommade au nitrate d'argent ou de toute autre, on place la quantité voulue du médicament dans le cylindre à l'extrémité qui doit pénétrer dans l'utérus, le mandrin est alors de même longueur que le cylindre et n'est plus muni d'un porte-pierre. Par un petit coup sec, on pousse dans la matrice le corps médicamenteux.

On pourrait encore, pour mieux juger de la pénétration de l'instrument dans la cavité utérine, graduer le cylindre, l'entourer d'un deuxième cylindre beaucoup plus court, et terminé par un petit renflement, de façon que quand l'instrument entrerait dans l'utérus, ce deuxième cylindre indiquerait par son reculement, marqué à l'autre extrémité du premier cylindre, le degré de pénétration. Je viens de voir un instrument ainsi fait par M. Luer sur le modèle qui lui en a été donné par mon ami M. Hédouin, interne à Saint-Lazare, qui, le premier, je crois, a eu l'heureuse idée de ces instruments.

N'omettons point de dire que la cavité du col peut être tellement resserrée qu'il faille la dilater préalablement avec des bougies, pour parvenir à y introduire l'instrument.

Aussitôt après l'opération, on doit appliquer un tampon de charpie sur le col, surtout si l'on se sert d'une pommade caustique. Le but est alors d'empêcher le médicament de tomber dans le vagin, car quelque loin qu'on l'ait porté dans l'utérus, une portion finit souvent par fuser jusqu'au museau de tanche; ce qui d'ailleurs n'est point un inconvénient, puisque dans la généralité des cas,

on se propose de cautériser à la fois les deux cavités du col et du corps de la matrice.

On pourrait croire que ces cautérisations déterminent à leur suite des accidents sérieux; elles ne
produisent, la plupart du temps, qu'un petit écoulement de sang avec quelques douleurs peu
vives; néanmoins, il me semble prudent d'astrein-
dre la malade à un repos complet pendant un
ou deux jours. Trois ou quatre cautérisations,
à quinze jours de distance, sont en général suffi-
santes.

— Une femme, âgée de 28 ans, d'un tempérament lymphatique, a eu trois enfants; elle a toujours eu des flueurs blanches, mais surtout depuis
sa dernière couche, il y a trois ans; elle éprouve
également depuis longtemps des douleurs assez
vives dans les aines, dans les lombes et vers le fondement, et est très sujette à des démangeaisons
de la vulve; du reste elle est assez bien réglée,
mais peu abondamment; ajoutons que depuis
quelque temps sa santé est plus mauvaise et qu'elle
a considérablement maigri.

L'examen nous fit reconnaître des granulations
ulcérées, occupant surtout la commissure gauche
et la lèvre postérieure, et remontant très loin dans
la cavité du col qui est augmenté de volume et
mollasse. Les lèvres sont également tuméfiées et
molles; l'inférieure est un peu bossuée : elles sont
continuellement baignées par un mucus jaunâtre
et abondant, qui entretient une certaine irritation
sur toutes les parties voisines. L'utérus, dévié en
avant, n'est point sensiblement augmenté de volume.

Pendant deux mois, j'essayai successivement les injections astringentes, les fortifiants, le fer, les bains froids, enfin tout ce qui pouvait être utile contre un catarrhe utérin, sans engorgement, chez une femme lymphatique; en outre, je cautérisai trois fois les granulations jusque dans le col, mais tout fut sans résultat; les granulations étaient à peu près au même point, et le catarrhe avait bien peu diminué.

Le 28 octobre, je me décidai à cautériser la surface interne de la matrice avec le nitrate d'argent. Cette cautérisation, qui détermina de suite un petit écoulement de sang, ne fit éprouver à la malade aucune douleur. Repos complet, cataplasme sur le ventre, quelques potages dans la soirée si la malade ne souffrait pas davantage, un bain le lendemain matin.

29 octobre, aucun accident n'est survenu, la malade a eu quelques douleurs, mais elles étaient si légères, qu'on ne sait s'il faut les attribuer à la cautérisation ou à la maladie. Il n'y a pas de fièvre, la langue est bonne, grand appétit.

31 octobre, l'état est toujours aussi bon, je retire le tampon de charpie, et l'examen au spéculum ne me démontre que les traces de la cautérisation que j'avais en même temps pratiquée sur les granulations extérieures, et un peu d'augmentation dans l'écoulement.

12 novembre, nouvelle cautérisation; le 17, les règles surviennent et durent trois jours.

Le 27, l'état général est visiblement amélioré, les douleurs qu'éprouve la malade sont beaucoup moins vives, l'écoulement est devenu très peu abondant et n'entretient plus d'érythème comme auparavant sur les parties voisines. A la place des granulations, je trouve une petite ulcération en voie de cicatrisation, et que je me gardai bien de cautériser; mais je crus devoir porter encore une fois le caustique sur la surface interne de l'utérus pour confirmer la guérison.

Trois mois plus tard, l'embonpoint était totalement revenu; s'il existe encore quelques flueurs blanches, c'est seulement après les règles. Cette femme ne sent plus sa matrice, comme elle le dit elle-même, et a toujours été depuis lors dans un état de santé aussi satisfaisant que possible. —

M. Récamier a également cautérisé plusieurs fois la surface interne de l'utérus, et il en a retiré de grands avantages. A Saint-Lazare, on suit journellement cette pratique et avec succès; enfin M. Velpeau leur reconnaît une très grande efficacité, quand elles sont bien faites, et ne leur attribue aucun danger. Aussi nous croyons-nous en droit de proposer ce moyen dans tous les cas où il y a depuis longtemps catarrhe de l'utérus sans engorgement inflammatoire de l'organe, mais seulement ment alors que tout autre traitement aurait échoué.

Disons, en outre, qu'il peut être utile de porter d'autres médicaments que des caustiques dans la cavité de l'utérus; c'est ainsi que la pommade belladonée a très bien réussi pour calmer presque instantanément des douleurs utérines très vives, qu'on ne pouvait rapporter à aucune lésion, et

contre lesquelles tous les topiques possibles
avaient été sans résultat.

Je prends connaissance à l'instant même d'un
travail tout récent de M. Robert, qui sentant
aussi la nécessité de modifier la vitalité de la muqueuse utérine dans les cas de catarrhe ancien,
se sert à cet effet d'une curette, à l'aide de laquelle il râcle et déchire la muqueuse malade.

Ce moyen m'effraie par son activité même, et
quoique je n'aie par devers moi aucun fait qui me
permette de le blâmer, et qu'au contraire il ait paru
suivi de bons résultats entre les mains de l'habile
chirurgien, je n'oserais point m'en servir ; car, par
la déchirure et l'arrachement de cette muqueuse,
on produit dans l'organe une inflammation bien
autrement violente que par la cautérisation, et
qui pourrait à la rigueur se transmettre au péritoine : peut-être même pourrait-il s'ensuivre une
oblitération de l'orifice interne des trompes ; mais
en tout cas on a ainsi déterminé des cicatrices
bien plus étendues et bien plus résistantes que
par les caustiques sagement appliqués, et si dès
lors il survenait une grossesse, n'est-il pas à crain-
dre que l'utérus ne puisse, sans accident sérieux,
prendre l'extension nécessitée par la présence du
fœtus.

E. Saignée locale.

Nous avons dit qu'on ne pouvait appliquer de
suite les caustiques dans quelques cas, lorsque
par exemple le col est fortement congestionné.

On a proposé alors les moyens antiphlogistiques locaux, tels que les cataplasmes et injections émollientes; mais de plus, quelques praticiens, parmi lesquels nous citerons MM. Monod et Robert, font une application de sangsues sur le col : on peut en placer 6, 8, 10 et même 12. Pour les appliquer, on commence par bien saisir le col avec un spéculum plein; puis on introduit les sangsues et on les recouvre d'un tampon de charpie qui les maintient ainsi appliquées. Par cette pratique, ou obtient une saignée locale très abondante et directe qui dégage immédiatement le col de l'utérus.

Quelques chirurgiens ont blâmé ces applications de sangsues, sans les avoir d'ailleurs jamais employées : nous pouvons affirmer que faites comme nous l'avons indiqué, c'est une chose facile et qui donne des résultats très satisfaisants. Après cette évacuation sanguine, le col est rendu à son état normal, et l'on peut pratiquer la cautérisation de l'ulcération.

Traitement général.

Si les granulations étaient d'un rouge vif, accompagnées de la turgescence du col ou du catarrhe de l'utérus; si le museau de tanche était très-sensible; s'il y avait des douleurs marquées dans la région lombaire et dans les aines; enfin, s'il existait un certain nombre ou un ensemble de phénomènes qui indiquassent la phlogose, on devrait débuter par une évacuation sanguine, proportionnée à la force du sujet, et à l'intensité de l'inflammation, et l'on prescrirait le repos, un régime rafraîchissant et des injections émollientes. Mais dans la presque totalité des cas, ce ne sont point des symptômes aigus que l'on a à combattre. Les granulations étant presque toujours une affection chronique, il faut surtout porter remède aux accidents qui du côté des voies digestives ou du système nerveux, ont compliqué la maladie et réagissent sur elle; c'est alors que l'on emploie avec avantage, dans les cas d'atonie, les préparations ferrugineuses, les bains généraux, avec le sulfure de potasse et la gélatine, ou bien encore, dans les cas d'éréthisme, les préparations opiacées, soit à l'intérieur, soit en lavements; les bains de son ou d'eau simple tièdes, c'est-à-dire de 18 à 24 degrés centigrades.

M. Lisfranc conseille un bain chaud tous les dix jours, même dans les cas où il n'y a pas de phlogose. Cette pratique ne nous paraît utile que s'il y a complication phlegmasique; autrement un bain par semaine est bien suffisant, et s'il y a atonie, nous n'en prescrivons qu'un après chaque époque.

Les bains de siège sont plus nuisibles qu'utiles, surtout si on les prenait chauds, car ils auraient pour résultat de congestionner l'utérus, en attirant le sang dans ces parties déjà déclives par leur position naturelle.

M. Lisfranc, se fondant sur ce que la métrite est entretenue par l'état fluxionnaire que les règles déterminent chaque mois sur l'utérus, fait pratiquer au bras de petites saignées dérivatives, afin de détourner l'afflux sanguin de l'organe gestateur. Nous ne voulons point juger de nouveau une pratique depuis longtemps condamnée, et qui n'avait pour résultat que d'épuiser les malades.

Le même chirurgien emploie avec succès l'iodure de potassium comme altérant et comme fondant. On comprend que dans le cas d'atonie et de relâchement, ce médicament puisse avoir de bons effets ; mais, à coup sûr, il faudrait se garder de l'employer s'il y avait des symptômes de pléthore soit générale, soit localisée, dans l'organe malade.

Beaucoup de médecins tiennent au repos absolu les malades affectées d'ulcérations utérines. C'est ainsi que nous connaissons une dame qui, tenue pendant dix-huit mois sur un lit de repos, avait perdu l'habitude de marcher. Sa santé s'était détériorée à ce point, qu'elle ne pouvait plus digérer même les aliments les plus légers : alors, sans en prévenir le chirurgien qui lui donnait des soins, elle consulta un autre praticien distingué, et grâce à l'exercice modéré et au régime rationnel que ce dernier lui conseilla, elle se trouva complétement guérie au bout de quelques mois. Ces exemples sont loin d'être rares, et nous sommes convaincu que ce repos absolu est plutôt nuisible qu'utile, et dans les cas de déviation, il serait même dangereux ; c'est surtout alors qu'il faut exiger des femmes qu'elles sortent et se promènent en faisant usage d'une ceinture ; c'est là certainement le seul moyen d'obtenir de l'amélioration.

Mais si le repos du corps n'est point nécessaire,

celui de l'organe est indispensable : cette proposition n'a pas besoin d'être démontrée.

RÉSUMÉ GÉNÉRAL DU TRAITEMENT.

Relativement à la thérapeutique, et principalement à l'application des caustiques aux ulcérations simples ou granulations de l'utérus, nous déduirons des faits et considérations qui précèdent les préceptes suivants :

1° Les injections sont très souvent, sinon toujours, insuffisantes pour guérir les granulations; et ce qui le prouve, c'est que la plupart des femmes les ont déjà employées pendant long-temps sans effet lorsqu'elles viennent nous consulter; on peut cependant les tenter avant d'avoir recours aux caustiques, et, en tous cas, on devra les employer concurremment avec eux.

2° La cautérisation est le vrai moyen curatif. Elle n'est contre-indiquée que dans les cas où il y a engorgement inflammatoire du col.

3° Elle doit être superficielle et porter sur toutes les surfaces granulées.

4° On répète ces cautérisations tous les huit ou dix jours pendant cinq à six semaines; il ne faut pas les continuer plus longtemps (1).

(1) Nous avons besoin d'insister sur ce précepte, de ne pas poursuivre les cautérisations au-delà du temps que nous indiquons généralement, au moins pour éviter une erreur nuisible aux malades, et dans laquelle on tomberait presque à coup sûr si l'on ne s'y conformait pas. Quand la cautérisation a été bien

5° La cautérisation par le fer rouge doit être réservée pour les cas où le col est fongueux et saignant.

6° Si les granulations sont compliquées d'engorgement ou de catarrhe de l'utérus, il faut d'abord traiter celle des lésions qui prédomine.

7° Après avoir épuisé inutilement toutes les autres ressources contre le catarrhe, on devra avoir recours à la cautérisation directe de la muqueuse utérine.

8° Si l'utérus est dévié sans engorgement, on peut de suite cautériser les granulations, et en même temps on modérera, autant que possible, par l'emploi d'une ceinture, le déplacement de l'utérus.

9° Le repos absolu n'est indiqué que s'il existe des signes d'inflammation vive ; dans tous les autres cas, surtout dans ceux de déviation, il est nuisible et dangereux.

10° Enfin quelques bains, une hygiène raisonnable, et en général quelques fortifiants, compléteront ce traitement dont le succès est à peu près assuré.

faite, il reste après elle une ulcération ; si l'on s'obstinait à cautériser tant qu'elle existe, on serait conduit à ne jamais cesser les cautérisations, puisque cette ulcération reconnaît pour cause la cautérisation même.

CHAPITRE II.

DES ULCÉRATIONS SPÉCIFIQUES OU ULCÈRES.

Sous le nom d'ulcération spécifique, nous avons compris les ulcérations qui sont le produit d'une cause spécifique, comme le virus syphilitique, ou d'une diathèse générale, comme les tubercules ou le cancer. On a encore prétendu qu'il y avait des ulcères herpétiques et scorbutiques : nous n'en avons jamais vu, et des hommes d'une longue pratique, M. Velpeau, M. Chomel entre autres, ne les ont point observés : leur existence est donc bien douteuse, et devient encore plus contestable si l'on apprécie la valeur des faits sur lesquels on s'est fondé pour admettre ces ulcérations.

En effet, quelques praticiens disent bien avoir vu des éruptions dartreuses au col de l'utérus ; d'autres ont observé des ulcérations dont le caractère herpétique ne leur paraissait pas douteux. Mais nul n'a saisi le passage de l'éruption à l'ulcération, la filiation des deux phases de la lésion. Plusieurs le donnent à entendre, mais sans rapporter à l'appui aucune observation concluante : or, n'est-ce point là qu'est toute la question ? et en l'absence de fait probant à cet égard, est-il possible d'admettre des ulcérations herpétiques ou dartreuses ?

Eh bien on a créé les ulcères scorbutiques avec plus de facilité encore, et il a suffi pour cela d'une seule observation racontée en quelques lignes par M. Desgouves de la Martinique (1) : or nous le demandons, un seul fait incomplet, et n'ayant point d'analogue dans la science, mérite-t-il qu'on fasse un ordre à part dans l'étude des ulcérations ?

Quant aux ulcères tuberculeux ou scrofuleux, ils sont également mis en doute par un grand nombre de praticiens ; mais quoique très rares, ils ont été observés plusieurs fois par M. Lisfranc, et nous devons dès-lors en dire quelques mots d'après ce chirurgien.

Ils succèdent à la fonte des tubercules occupant le col de l'utérus ; la matière ramollie, devenue comme caséeuse, se fraie d'abord une petite ouverture ; cette ouverture s'élargit insensiblement, ses bords s'amincissent, et la sortie de la matière tuberculeuse laisse le foyer à découvert sous forme d'une excavation dont le fond est grisâtre et blafard.—Les symptômes généraux répondent aux symptômes locaux : quand on rencontre des tubercules dans un point de l'économie, il est probable qu'il en existe aussi dans d'autres organes, et comme à la matrice ils sont très rares, il y a lieu de croire que si on les y observe, c'est que les poumons ou d'autres viscères en recèlent.

M. Duparcque a rencontré une fois cette variété et il en a triomphé : la matière tuberculeuse n'ayant point été constatée au col, ce pouvait

____

(1) Desgouves, *Thèse de Paris*, 1826, n° 221.

être une simple ulcération chez un sujet scrofuleux naires. — Dans un autre cas dont la nature n'était point douteuse, puisque la matière caséeuse sortait en abondance par un orifice resté fistuleux, M. Lisfranc aurait obtenu une guérison complète par la cautérisation ; mais en général, ces ulcères ne sont qu'un symptôme, et c'est sur toute l'économie qu'il faut agir en pareil cas.

Nous avons maintenant à étudier les ulcères spécifiques qui ne peuvent être niés par personne, les deux genres les plus importants sinon les seuls de cet ordre, les ulcères syphilitiques et les ulcères cancéreux. — Ces derniers, pour être décrits entièrement, nécessiteraient une histoire complète du cancer de l'utérus : n'ayant point cette tâche à remplir, ce sera surtout au point de vue du diagnostic que nous en traiterons.

ULCÈRES SYPHILITIQUES.

Synonymie. — Chancres, ulcères chancreux, ulcères malins.

Les chancres peuvent se développer sur la muqueuse utérine comme sur les autres muqueuses, et depuis que ce fait a été établi, les exemples s'en multiplient chaque jour. Cullerier, dans sa longue pratique, n'en avait observé que deux cas, et cela tenait sans doute à ce que son attention n'avait pas été portée vers ce point, car M. Ricord en a promptement recueilli six cas à l'hôpital du

Midi, M. Vidal en a vu deux en un an à Lourcine;
et dans le seul service de M. de la Morellère, à Saint-
Lazare, on en a observé huit de 1845 à 1846.
L'année dernière, en une seule semaine, je vis
non-seulement deux de ces cas à Saint-Lazare,
mais j'en vis un autre à la Charité dans le service
de M. Gerdy, suppléé alors par M. Richet. Tous
ces faits semblent justifier l'opinion de M. Mélier,
qui, d'après de nombreuses observations, croit
ce genre d'affection plus fréquent qu'on ne pense.
Ces ulcérations se présentent pendant les premiers jours, avec tous les caractères du chancre :
ulcère arrondi, à bords taillés à pic, quelquefois
renversés en dehors, fond grisâtre persistant malgré tout : un liquide séro-muqueux, verdâtre,
puriforme, s'écoule par la vulve et cause un pru-
rit désagréable. En outre, si l'on en croit M. Duparcque, des douleurs térébrantes et rongeantes
ou lancinantes les accompagnent, jettent les malades dans l'anxiété et les obligent à changer de
position. Mais en général, au col utérin comme
ailleurs, les chancres sont peu douloureux, et s'ils
le deviennent, c'est qu'alors le col est profondément engorgé, qu'il présente des duretés, et qu'il
est mamelonné et bossué, comme on l'a vu dans
certains cas où l'on aurait pu croire à un squirrhe.
C'est alors surtout que le toucher devient très
sensible.

Les chancres utérins changent promptement
d'aspect, et au bout de quelques jours, ils offrent
les caractères des ulcérations non syphilitiques
avec lesquelles on pourrait alors les confondre.

M. Ricord, qui le premier a établi ce fait (1), cite à l'appui deux cas d'ulcérations du col utérin qui paraissaient simples et n'en étaient pas moins de nature syphilitique, puisque l'une détermina, sur un étudiant en médecine, un *ulcus elevatum* avec bubon, et que l'autre reconnaissait pour cause un chancre que le mari de la malade portait au méat urinaire.

M. Gosselin a également vu deux ulcérations du col utérin qui, les premiers jours, avaient un aspect parfaitement reconnaissable pour des chancres (l'inoculation le démontra d'ailleurs), et qui les jours suivants avaient insidieusement changé d'aspect et ressemblaient à un ulcère ordinaire.

En voilà bien assez pour établir la métamorphose rapide que subit le chancre utérin, et que nous avons nous-même constatée plusieurs fois ; mais il ne faut pas voir en ce fait une preuve en faveur de M. Gibert et de ceux qui soutiennent que la plupart des érosions granulées sont syphilitiques. En effet, à la suite du chancre, avons-nous dit, il existe une ulcération ordinaire, comme on en pourrait voir sur une autre muqueuse. — C'est en ce sens qu'il faut entendre la transformation du chancre, et c'est ainsi d'ailleurs que l'expriment MM. Ricord et Gosselin. Mais cette ulcération n'est pas granulée, et l'on ne peut dès lors rien présager de la nature des granulations, qui sont une affection entièrement distincte. On

(1) *Mémoires de l'Académie royale de médecine,* t. 2, p. 169.

peut seulement arguer que les ulcères du col, décrits par quelques auteurs sous le nom d'ulcères
bénins, pourraient bien être de nature syphilitique. Et en effet, ces ulcères bénins sont si rares,
surtout si on les compare aux granulations ; ils
ressemblent si bien, d'après la description des
auteurs, à l'ulcère qui résulte de la transformation du chancre, que cette opinion, que nous
donnons plutôt comme une vue de l'esprit que
comme un fait d'expérience, nous paraît au moins
très rationnelle.

L'ulcère syphilitique du col étant transformé
en ulcération ordinaire, pourrait-il communiquer
la syphilis? L'inoculation du pus qu'il sécrète
pourrait seule le démontrer. — M. Vidal de
Cassis (1), qui partage l'opinion de M. Gibert sur
la nature des granulations et ulcérations de l'utérus, dit que lorsque cette affection a conservé le
caractère contagieux, elle manifeste cette fâcheuse
propriété en communiquant, non pas un chancre,
mais une blennorrhagie. Nous poserons à M. Vidal le dilemme suivant : ou elle est un accident
primitif de syphilis, et elle doit engendrer un
chancre, ou elle est un accident secondaire, et
elle ne doit plus rien engendrer. Et si on observe
qu'après un coït avec des femmes atteintes d'érosion granulée, des hommes ont été pris d'une
blennorrhagie ou plutôt d'une urétrite, c'est que
la matière qui s'écoule de l'ulcération granulée
et les flueurs blanches qui accompagnent cette

____

(1) Vidal, *Pathologie chirurgicale*, 2ᵉ édition.

affection, ont déterminé par leur âcreté une inflammation de la muqueuse urétrale, inflammation que jusqu'à preuve contraire je croirai plutôt simple que de nature syphilitique.

Un autre point important de l'histoire du chancre utérin est sa disparition facile. Il est en effet à remarquer que non-seulement il se modifie vite, mais que par des causes qu'il faut sans doute chercher dans la texture de l'organe sur lequel il repose, il se cicatrise très promptement et plus promptement peut-être que sur aucune autre partie du corps. Il y a un an je vis à Saint-Lazare un de ces ulcères qui, observé le mardi, et selon toute probabilité dès son apparition, était transformé en ulcération simple le jeudi et guéri le lundi; peu de temps après survinrent des plaques muqueuses. Ajoutons que cette guérison rapide fait contraste avec la marche ordinaire des ulcérations du col de l'utérus, et qu'il y a là, avec les autres particularités déjà indiquées, et notamment l'absence de granulations dans l'ulcère syphilitique transformé, les éléments d'un diagnostic généralement facile et certain.

Mais il peut se faire que l'ulcération, au lieu de se cicatriser, envahisse les tissus voisins; qu'elle s'étende soit en surface, soit en profondeur; que le col s'engorge, devienne dur, bossué, sensible au toucher; qu'en outre l'ulcère de couleur grisâtre fournisse un liquide sanieux et fétide. Dans ces cas, il faut en convenir, le diagnostic serait difficile et les antécédents d'un grand secours; et comme d'ailleurs il n'y aurait qu'une erreur grave possible, ce serait de prendre pour un cancer et de traiter comme tel un ulcère syphilitique, on devra, pour éviter cette méprise, se souvenir avant tout que des ulcères qui présentaient toute la physionomie cancéreuse ont été guéris parfaitement par les anti-vénériens. C'est à ces idées qu'il faudra se conformer pour le traitement, qui sera d'abord celui des ulcères ordinaires : si le caractère cancéreux se prononce, on avisera suivant les indications.

Il est à peine besoin de dire que cette terminaison des ulcères syphilitiques du col, dont M. Duparcque cite deux exemples curieux, n'est pas fréquente ; car les chancres utérins, qu'il en existe un ou même deux, comme il arrive souvent, tendent essentiellement à la guérison. Leur rapide modification en est d'ailleurs une preuve ; mais j'en ai vu plusieurs se cicatriser avec une rapidité vraiment incroyable sous l'influence de topiques même insignifiants.

Si l'on croit être du premier au troisième jour de leur apparition, on devra les cautériser de suite afin d'empêcher l'infection, s'il est encore temps ; enfin on suivra le traitement habituel du chancre. Je recommande seulement, si la guérison se faisait attendre, l'emploi d'injections ou de lotions de chlorure de soude ou de chaux, dont on retire de bons effets en pareil cas.

ULCÈRES CANCÉREUX.

Synonymie. — Ulcère cancériforme, ulcère cancroïde,
noli me tangere.

Les ulcères cancéreux du col peuvent être primitifs ou consécutifs, et nous entendons par ces mots que la maladie dans un cas débute par un ulcère, tandis que dans l'autre l'ulcération n'en est que la dernière période. Mais quel que soit d'ailleurs l'ordre d'apparition de l'ulcère cancéreux, voici l'aspect qu'il présente :

Au toucher le col de l'utérus semble plus dur, plus volumineux qu'à l'état normal ; il est généralement ouvert, et de telle manière qu'on peut y engager la phalange du doigt indicateur. La pulpe de ce doigt, promenée sur la surface du col, indique assez nettement les limites de l'ulcération par la différence de consistance qui existe entre les parties saines et la surface saignante elle-même. En effet, les tissus malades présentent d'abord une certaine mollesse, et l'on sent les végétations céder légèrement sous la pression du doigt ; mais plus profondément, après avoir traversé comme une pulpe mollasse, on rencontre un tissu induré, quelquefois même ayant une résistance pour ainsi dire cartilagineuse. Cette résistance se retrouve aussi sur les limites de l'ulcération, et indique assez généralement le point auquel cette dernière se termine. C'est là un fait essentiel qui nous servira plus tard à différencier les ulcères cancéreux des autres ulcérations.

Le toucher détermine constamment un écoulement de sang plus ou moins abondant. Aussi sait-
on que les praticiens expérimentés examinent toujours, après le toucher, le bout de leur doigt, pour
savoir s'il est teint de sang, même par une légère
pression. Les femmes habituées à cette exploration recommandent aussi au chirurgien d'y aller
avec la plus grande précaution, parce que le moindre attouchement détermine une hémorrhagie
abondante, que cet attouchement soit fait d'ailleurs par un membre viril ou par le doigt explo-
rateur.

Si maintenant à l'aide du spéculum on examine
le col utérin, voici ce que l'on observe : l'ulcération siége tantôt sur la lèvre antérieure, tantôt
sur la postérieure, le plus ordinairement sur les
deux à la fois ; le col utérin augmenté de volume
se laisse difficilement embrasser par l'extrémité du
spéculum. De chaque côté des lèvres du col généralement béantes, se fait remarquer une surface
saignante, irrégulière, présentant çà et là des élévations fongueuses, bourgeonnantes et saignantes
par le moindre contact, et qui ne paraissent avoir
aucune tendance à la réparation ou à la cicatrisation. Ces bourgeons ou fongosités dépassent le
niveau de la plaie beaucoup plus que les bourgeons cicatriciels véritables. On en voit même
quelquefois dont la longueur est tellement dé-
mesurée, qu'ils ressemblent à de véritables végétations pouvant acquérir jusqu'à près d'un centi-
mètre de longueur.

Quant aux bords de l'ulcération, ils ne sont pas

nettement délimités, c'est-à-dire que les fongosités dont nous venons de parler en masquent généralement le contour.

Toutefois nous serions incomplet si nous ne décrivions une forme d'ulcération qu'on pourrait appeler rongeante, par opposition à la première que nous désignerions volontiers du nom de végétante, forme d'ulcération, qui au lieu d'être couverte de bourgeonnements pouvant acquérir une certaine longueur, tend au contraire à creuser, à détruire les tissus couche par couche, par une sorte de gangrène moléculaire, d'absorption, que nous appellerions volontiers avec Hunter, absorption interstitielle ou ulcérative : la surface ulcérée au lieu de proéminer dans l'intérieur du spéculum ressemble à une excavation : les bords surplombent sur le fond ; au bout d'un certain temps le col de la matrice semble avoir été fouillé comme avec une tarrière, et cette variété ne se borne pas généralement à envahir la surface extérieure du col, mais elle attaque plus spécialement la muqueuse de la cavité du col et même du corps de la matrice.

Les ulcérations cancéreuses ont, ainsi qu'on le sait, la funeste propriété de se propager aux parties environnantes. Elles envahissent la vessie, le rectum, le péritoine, déterminent des perforations de ces cavités ; phénomènes qui ne doivent point nous occuper ici, puisque nous avons à parler des ulcérations cancéreuses, surtout au point de vue de leur diagnostic différentiel, et qu'alors le diagnostic n'est plus douteux.

Ce diagnostic différentiel des ulcérations can-céreuses du col est loin d'être toujours facile au début. Certainement, ainsi que nous venons de le dire, lorsque la maladie est arrivée au point de détruire les organes qui environnent l'utérus, il n'est plus possible de commettre d'erreur; mais alors que l'on est appelé auprès d'une femme jeune, bien portante d'ailleurs, jusqu'alors bien réglée, dont la santé n'a souffert aucune atteinte, et qui présente à la surface du col les symptômes d'une ulcération telle que nous les avons décrites plus haut, on doit avouer que le diagnostic peut, pendant un temps plus ou moins long, rester indécis, et comme exemple, nous allons citer le fait suivant:

— Une dame, d'un tempérament lymphatico-sanguin, âgée de trente-cinq ans environ, se plai-gnant depuis six ou huit mois de douleurs dans les régions lombaire, inguinale et fessières, vit peu à peu son flux menstruel se déranger : chaque fois qu'elle devait avoir ses règles, contre l'ordinaire, elles étaient précédées de coliques assez vives; et au lieu d'être aussi abondantes que précédemment, elles devenaient chaque fois de plus en plus rares. Malgré ces symptômes qui lui paraissaient plus alarmants à elle-même qu'aux personnes qui la fréquentaient, elle continua de vaquer à ses occu-pations et à ses plaisirs comme par le passé. Mais les douleurs augmentant, puis des pertes blanches souvent mélangées de stries sanguinolentes étant venues se joindre à tout ce cortège de symptômes, elle se décida à consulter M. le professeur Velpeau, qui après s'être contenté de pratiquer le toucher, déclara qu'il y avait ulcération du col de mauvais caractère, diagnostic qu'il fonda plus spécialement sur la dureté et la résistance du col utérin jointe à une immobilité du corps de l'utérus lui-même, qui lui sembla adhérent à la ceinture osseuse du bassin. Il conseilla des cautérisations légères avec le nitrate acide de mercure, cautérisations qui furent pratiquées par le médecin ordinaire de la malade sans aucun succès.

Ennuyée d'un traitement long, pénible et sans résultat, Mme *** s'adressa à M. Jobert de Lamballe, qui déclara, après l'examen au spéculum, qu'elle était atteinte d'une ulcération fongueuse du col, probablement simple, et qu'en tous cas, il fallait cautériser avec le fer rougi à blanc. Après huit applications de cette cautérisation actuelle que l'habile chirurgien pratiqua lui-même, la malade parut guérie. L'ulcération semblait en effet, après s'être considérablement rétrécie, tendre à une cicatrisation prochaine; mais cette guérison n'était malheureusement qu'apparente, et l'amélioration que l'on avait péniblement obtenue par un traitement de six mois, disparut en peu de jours. L'ulcération envahit de nouveau toute la circonférence du col, tendant même à se prolonger dans la cavité utérine; et aujourd'hui, à l'heure où nous écrivons ces lignes, cette malheureuse femme est dans un état qui ne laisse aucun espoir.

L'ulcère se présente sous l'aspect d'une large surface saignant au moindre contact, hérissée de fongosités mollasses au-dessous desquelles la pression du doigt fait reconnaître une induration comme cartilagineuse. Les ganglions lombaires et pelviens considérablement tuméfiés et gonflés ont comprimé dans leur développement anormal les branches du plexus sacré, à ce point, que des douleurs intolérables et périodiques se sont établies tout le long du nerf sciatique, depuis sa sortie du bassin jusqu'aux extrémités des orteils. Puis est survenu un amaigrissement rapide, une perte du sommeil et de l'appétit ; enfin, tous les caractères d'une cachexie cancéreuse confirmée.

A tous ces symptômes, soit locaux, soit généraux, il est impossible de méconnaître une affection cancéreuse. Eh bien ! cependant, ne voyons-nous pas cette ulcération présenter à son début des caractères tellement insidieux que deux praticiens dont personne ne niera la compétence, MM. Velpeau et Jobert, osaient à peine se prononcer et auraient pu s'en laisser imposer momentanément pour une affection d'une autre nature.

Cette observation justifie donc ce que nous disions il y a un instant, qu'au début le diagnostic des ulcérations cancéreuses du col peut présenter de sérieuses difficultés. Quels sont donc les caractères à l'aide desquels on pourra éviter toute méprise ?

La douleur est loin d'être un signe caractéristique ; car il est désormais démontré que des femmes, parvenues au dernier point d'un ulcère cancéreux du col bien caractérisé, n'ont été averties de la présence de cette affection que par l'incommodité résultant des pertes blanches et rouges abondantes. Il n'y a donc, sous ce rapport, rien de certain.

Les pertes blanches ou rouges ne constituent pas davantage un symptôme caractéristique, puisque la présence de polypes, de corps étrangers, ou de toute autre ulcération peut y donner lieu.

Restent donc le toucher et l'inspection à l'œil nu. Or, le toucher nous semble avoir ici une très grande valeur ; en effet il démontre ce fait important sur lequel nous avons déjà attiré l'attention précédemment, savoir : l'induration constanté dans les ulcérations cancéreuses, non seulement au pourtour de la plaie, mais encore sous la surface fongueuse elle-même, caractère que ne présente aucune espèce d'ulcération, si ce n'est peut-être l'ulcère syphilitique à son début, lequel se transforme rapidement et se guérit de même. Cette dernière circonstance rendrait impossible toute méprise dont nous parlons ici. Disons de plus, que le gonflement du col ou du corps de l'utérus vient encore en aide au diagnostic, comme dans l'observation si curieuse que nous avons rapportée précédemment.

Les fongosités du col, de nature bénigne, ne seront point confondues avec les végétations qui s'élèvent de la surface d'un ulcère cancéreux ; car, dans le premier cas, la mollesse comme spongieuse du tissu sur lequel repose l'ulcération, suffira pour prévenir l'erreur.

Quant à l'inspection au spéculum, nous avouons

ne pas connaître un seul caractère pathognomo-
nique qui permette de différencier sûrement l'ulcère cancéreux commençant des autres variétés
d'ulcération utérine. Aussi attachons-nous une
bien plus grande importance à l'exploration par
le toucher qu'à l'exploration par le spéculum.

Le pronostic de ces ulcères est, on le comprend, extrêmement grave. De deux choses l'une,
ou la maladie cancéreuse qui s'est manifestée au
col utérin est locale, ou elle est générale. Dans le
premier cas, l'affection ulcéreuse est de même
nature que ces ulcères cancroïdes que l'on observe
aux ailes du nez, aux yeux, aux joues, aux oreilles,
en un mot, ces *noli me tangere* de la face. Or, on
sait que ces affections ont été ainsi désignées,
parce que l'expérience avait démontré qu'il valait
mieux les abandonner à elles-mêmes que de les
emporter par l'instrument tranchant. Si au contraire la maladie est générale, on comprend que
nulle opération n'est praticable. Dans ces deux
cas, par conséquent, cette affection nous paraît
devoir entraîner les conséquences les plus graves.

Ces considérations nous dispensent d'entrer dans
de longs détails sur le traitement. En effet, ces ulcères étant presque toujours le résultat d'une
diathèse cancéreuse, tous les moyens thérapeu-
tiques seront, en général, de bien faibles ressources, et ce n'est que dans les cas rares où la maladie
sera localisée, que l'on pourra avoir recours à la
cautérisation ou à l'ablation du col.

Les caustiques très actifs, le nitrate acide de
mercure, le beurre d'antimoine, la pâte arsenicale,

le caustique de Vienne, nous semblent alors de beaucoup préférables au nitrate d'argent. Le fer rouge présente aussi de grands avantages à cause de son action rapidement destructrice. D'ailleurs, l'observation que nous avons citée précédemment prouve que sous l'influence de ce puissant modificateur une cicatrice peut momentanément se faire sur les tissus cancéreux.

Mais c'est surtout la résection du col qui a été, dans ces derniers temps, l'objet de l'attention universelle des chirurgiens. Il y a quelques années nous avons vu M. Velpeau pratiquer cette opération avec succès sur une jeune fille : le microscope constata l'élément cancéreux dans la tumeur enlevée. Deux mois après, cette malade fut opérée d'une tumeur de la même nature qui s'était développée dans les grandes lèvres ; elle guérit parfaitement et a joui dès-lors d'une bonne santé. Nous pensons, en effet, que l'amputation du col utérin peut, dans quelques cas exceptionnels, être d'une utilité incontestable, mais que ces cas sont malheureusement très rares.

TABLE.

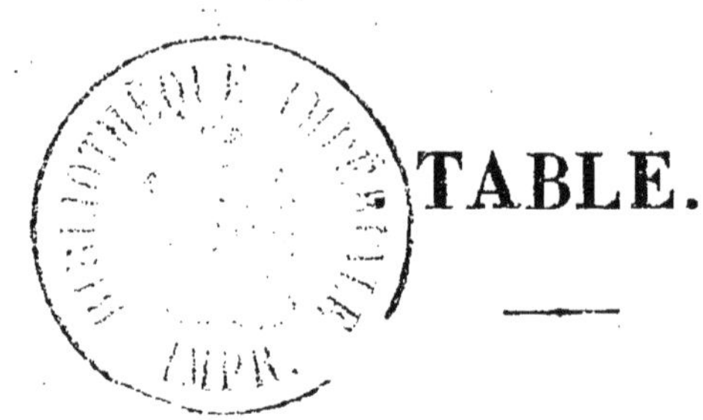

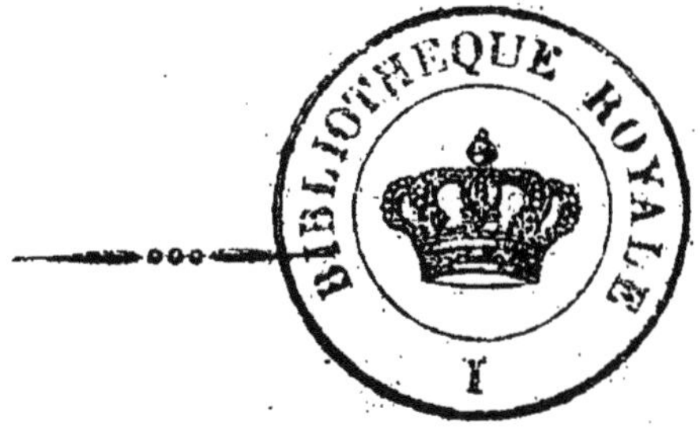